Emrich — Psychiatrische Anthropologie

Band 2

Hinderk M. Emrich

Psychiatrische Anthropologie

Band 2

Zur psychiatrischen Neurobiologie der Freiheit

Königshausen & Neumann

Ich danke Herrn Benjamin Wilck
für die sorgfältige Durchsicht der vorliegenden Texte.

Bibliografische Information der Deutschen Nationalbibliothek

Die Deutsche Nationalbibliothek verzeichnet diese Publikation in der Deutschen Nationalbibliografie; detaillierte bibliografische Daten sind im Internet über http://dnb.d-nb.de abrufbar.

Gedruckt auf säurefreiem, alterungsbeständigem Papier
Umschlag: skh-softics / coverart
Bindung: Zinn – Die Buchbinder GmbH, Kleinlüder

Printed in Germany
ISBN 978-3-8260-3646-0
www.koenigshausen-neumann.de
www.buchhandel.de
www.buchkatalog.de

Inhaltsverzeichnis

Vorwort

Der zweite Band meiner Psychiatrischen Anthropologie beschäftigt sich mit einem Thema, das in den vergangenen ca. fünfzehn bis zwanzig Jahren in der öffentlichen Wissenschaftsdiskussion über die Rolle des menschlichen Gehirns im Hinblick auf Freiheit bzw. Unfreiheit von Entscheidungen eine zentrale Bedeutung hatte: sind es unsere Gehirne oder inwieweit sind doch letztlich wir es selbst, die die von uns jeweils zu verantwortenden Entscheidungen fällen?

Auf diesem Gebiet spielt insbesondere die Psychiatrie und die mit dieser verbundene Hirnforschung insofern eine entscheidende Rolle, als es ja gerade psychische Ausnahmezustände, Traumatisierungen, dissoziative Zustände und andere psychiatrische Störungsbilder sind, die die freiheitlichen oder eben gerade auch unfreien Entscheidungsakte beeinflussen bzw. überformen. Besonders bedeutungsvoll ist in diesem Zusammenhang die durch die psychische Lebens- und Lerngeschichte bedingte jeweilige Prägung der Person und ihre Fähigkeit, das für und wider einer Entscheidung zu reflektieren und danach zu handeln.

Die hier zusammengestellten Texte beruhen auf Vorträgen und Manuskripten, die aufgrund des großen öffentlichen Interesses entstanden sind, und sie reagieren auf die z.T. sehr lebhafte Diskussion dieses in sich kontroversen Themas.

Im Juni 2012
Hinderk Emrich

Skizzen zu einer Neuropsychologie der Autonomie: Vergegenwärtigendes Vergessen, Subliminalität und Freiheit

Universität Mainz, Institut für Philosophie, 15.07.97

1.0 Einleitung

Warum tue ich eigentlich nicht, was ich will? Diese kritische Frage des Bewusstseins an sich selbst berührt sicherlich eines der schwierigsten Problemfelder der Psychologie, nämlich der „Volitionspsychologie". Unser Strafgesetzbuch geht davon aus, dass Menschen aus freier Selbstbestimmung handeln; wenn sie dies nicht tun können, so geht man von zwei Typen krankhafter Störung der Geistestätigkeit aus: entweder dem Vorliegen einer Aufhebung bzw. erheblichen Verminderung der Einsichtsfähigkeit in das Unrecht der Straftat oder einer Aufhebung bzw. erheblichen Minderung der Steuerungsfähigkeit gemäß § 20/21 StGB. Die Bedeutung der eingangs gestellten Frage: *warum tue ich eigentlich nicht, was ich will?*, liegt – neben der genannten Strafrechtsbestimmung – darin, dass es so etwas wie ein „inneres Gericht" in uns gibt, eine Art fortlaufendes internes **„Wertebilanz-Modell"**, innerhalb dessen ständig das Verhältnis zwischen Selbstanspruch und Wirklichkeit, zwischen Vorsatz und Realisierung, zwischen Selbstidealität und Realität abgeprüft wird. So heißt es gleich zu Beginn des Stücks „Der zerbrochne Krug" von Heinrich von Kleist vom soeben erwachten Dorfrichter Adam im Selbstbekenntnis an den Schreiber „Licht": „Mir träumt´ es hätt ein Kläger mich ergriffen, und schleppte vor den Richtstuhl mich; und ich, ich säße gleichwohl auf dem Richtstuhl dort und schält´ und hunzt´ und schlingelte mich herunter, und judiziert den Hals ins Eisen mir. Licht: Wie, Ihr, Euch selbst?"[1] Es geht also um ein Gericht, vor welches der philosophisch Reflektierende sich selbst stellt, um einen inneren Kosmos, der im „Zerbrochnen Krug" entwickelt wird.

Hält man dieses mitlaufende interne Wertebilanz-Modell für wesentlich, so lassen sich zentrale, schwer verständliche Symptome der Psychiatrie sinnfällig als „Abwehrmechanismen" deuten: eine Störung der internen Wertebilanz würde bedeuten, dass Menschen, die nicht mehr in der Lage sind, aus Spontaneität und Freiheit zu handeln und entsprechende Leistungen zu optimieren, die Wertebilanz fälschen müssen (Wahnbildung) oder Zwangssymptome entwickeln, und dies als Antwort auf die Frage: *warum tue ich eigentlich nicht, was ich will" – Es ist der Zwang, der mich daran hindert, meine Spontaneität auch umzusetzen.* Auch interne Spal-

---

[1] Kleist, H.v.: Der zerbrochne Krug. Reclam, Stuttgart, 1993

tungsphänomene lassen sich auf diese Weise leicht interpretieren. Wenn aber damit so etwas wie eine „interne Wertewelt" eine so zentrale Bedeutung für die Entwicklung schwerster psychopathologischer Auffälligkeiten hat, so verstärkt dies auch das Interesse an der Frage, wie denn überhaupt eine gelingende Spontaneität aus Freiheit konstituiert sein könnte, eingedenk der Tatsache, dass die Neurophysiologie uns eher darüber belehrt, die Freiheit sei eine psychologisch verstehbare Illusion, die sich nach dem Psychologen Prinz auf die Formel bringen lässt: „Wir tun nicht, was wir wollen, sondern wir wollen, was wir tun".[2]

Ist diese These wirklich haltbar? Ist sie zwingend? Gibt es einen Weg, die neurophysiologische Konzeption, der gemäß die Freiheit eine Illusion ist, zu überwinden?

Der Freiheitsbegriff philosophischer Ethik (als Inbegriff freier Selbstbestimmung des Handelns von Subjekten) steht unter der Schwierigkeit, dass quantifizierende und modellhafte Beschreibungen von neurobiologischen Systemen keine Hinweise darauf ergeben, dass mentale Akte gewissermaßen als Kausalfaktoren die neurophysiologisch nachweisbaren Erregungsprozesse, die mit einer Willenshandlung einhergehen, ansteuern bzw. initiieren, sondern dass vielmehr umgekehrt die mentale Aktivität als Sekundärprozess erscheint, der sich aufgrund vorgängiger, gewissermaßen interner „Vorentscheidungen" des Systems erklären lässt. Diese für den Menschen kontraintuitive neurophysiologische Datenlage über die Situation, in der wir uns z. B. bei vorher vereinbarten Willkürbewegungen unter Labormessbedingungen befinden, ist in philosophischer Hinsicht für die Frage nach den verschiedenen Dimensionen von „Bewusstsein" (awareness, self reflection, goal directedness) relevant und wirft ein interessantes Licht auf die Fragen nach der „neurobiologischen Funktion" von Bewusstsein, deren Status, dessen – wenn man so will – „Mechanismus" und dessen Einbindung in Fragen nach Freiheit, Moralität, Sinngebung, Gefühl etc. Thomas Buchheim hat kürzlich in dieser Hinsicht einen Vorschlag gemacht, der beinhaltet, dass einerseits die „idealistische" transzendentalphilosophische Position Kants bezüglich des Freiheitsbegriffs im Hinblick auf die Phänomenologie von „Leben" als „Lebendigkeit" abgeschwächt werden muss, dass aber andererseits der kausalmechanistische Aspekt der neurobiologischen Systemforschung relativiert werden muss, um reale Systeme in ihrem „freiheitlichen" bzw. freiheitsähnlichen Verhalten besser verstehen zu können.[3] Hierzu möge auch die nicht-lineare Dynamik, die sog. „Chaostheorie", beitragen.

---

[2] Prinz, W. „Freiheit oder Wissenschaft?" In: M. von Cranach, M. und Foppa, K. (Hg.) Freiheit des Entscheidens und Handelns. 1996, Roland Asanger, Heidelberg 1996, S. 86-103

[3] Buchheim, T.: persönl. Mitteilung

Der heutige Vortrag dient der Reflexion dieses Wechselverhältnisses zwischen Systembiologie und Freiheitsbegriff. Das vorliegende Referat wird sich auf vier verschiedenen Ebenen bewegen müssen, um zu diesem Wechselverhältnis eine Aussage machen zu können, nämlich 1. der Theorie der Spontaneität im Sinne der „initialen Aktivität", wie sie von dem Neurobiologen Martin Heisenberg[4] beschrieben wird; 2. der Theorie der Wahrnehmung unter Einschluss der Frage nach der „Subliminalität"; 3. einer Theorie über Erinnern und Vergessen im Sinne einer zeittheoretischen Reflexion über Potentialität in der Vergangenheit und schließlich den von Benjamin Libet angestellten neurophysiologischen Experimente über „voluntariness".

2.0 Zur Neuropsychologie der Spontaneität

Naturwissenschaftliches Denken neigt von alters her dazu, biologische Systeme als „Reizreaktionsmaschinen" zu interpretieren. Die Ursache hierfür ist die frühe Erforschung von so etwas wie „Reflexen": es ist ein einfaches Experiment, das man mit einem feinen Hämmerchen an jedem menschlichen Knie durchführen kann. Der Schlag auf die Patellarsehne führt zu einer Streckbewegung. Solche unzählige Male an Froschschenkeln durchgeführten Versuche disponieren zu einem Weltbild, innerhalb dessen Organismen das, was sie tun, auf der Grundlage von Konstellationsänderungen von Umweltreizen tun. Aber bereits ein einfaches Experiment an im Labor in einem Flugsimulator sich frei bewegenden Fliegen zeigt, dass dies nicht richtig ist: wie Martin Heisenberg aus Würzburg zeigt[5], funktionieren Fliegengehirne nicht nach dem von Holstschen Reafferenzprinzip (als auf Nullsummenabgleich programmierte Systeme). Die Fliegen haben vielmehr so etwas wie eine „initiale Aktivität", sie sind gewissermaßen auf etwas aus, nämlich auf eine stabile Fluglage, die sie, wie raffinierte Experimente zeigen, auf ganz andere Weise erreichen, als dies im Sinne eines „kybernetischen Systems" angenommen worden war. Heisenberg schreibt dazu in dem Aufsatz „Das Gehirn des Menschen aus biologischer Sicht"[6]: „Die Katze, die bedürfnislos in der warmen Frühlingssonne liegt, steht plötzlich auf, geht ein paar Schritte, schaut den

---

[4] Heisenberg, M.: „Voluntariness (Willkürfähigkeit) and the general organization of behavior" in: R.J. Greenspan, C.P. Kyriacou (eds.): Flexibility and constraint in behavioral systems. Dahlem Workshop Reports, Chichester (J. Wiley & Sons) 1994

[5] Heisenberg, M.: Gedanken zu einer biologischen Theorie der Wahrnehmung. Vortrag im Max-Planck-Institut für Biochemie, Martinsried b. München (1990)

[6] Heisenberg, M.: Das Gehirn des Menschen aus biologischer Sicht. In: Meier H, Ploog D (Hrsg.) Der Mensch und sein Gehirn. Piper Verlag, München, 1997 S. 157 - 186

Baum hinauf und legt sich wieder hin. Das Gehirn bestimmt ohne aktuelle Veranlassung, d. h. in begrenztem Rahmen rein *zufällig*, welches motorische Programm aktiviert wird. In diesen Zufallsprozeß mischt sich die Sensorik zusammen mit anderen Determinanten ein."

Stellt man also die Frage, was im menschlichen Zentralnervensystem Ursache wofür ist, so kann man nicht davon ausgehen, dass Außenreize, Reflexe, Reaktionsverhalten auf die Umwelt bzw. die Konstellationsveränderungen eine hohe Varianz des Spontaneitätsverhalten abdecken. Vielmehr müssen wir annehmen, dass es in neurobiologischen Systemen so etwas wie eine Spontaneität, eine „initiale Aktivität", voluntariness, ein „Aussein-auf" etwas gibt, dessen neurobiologische Grundlagen aufgeklärt werden müssen. Wesentliche Beiträge wurden hierzu von Martin Heisenberg geleistet, sowie von einer Arbeitsgruppe vor drei Jahren auf der Dahlemkonferenz zum Thema „What ist voluntary behavior? Can stochastic processes contribute to flexibility of behavior? Do they pose constraints?"[7], an der auch ich selbst teilgenommen habe. Die Grundidee eines Vorschlages über die Genesis von Spontaneität im Willensakt besteht darin, eine stochastische Neurobiologie einer „lottery of proposals" (Heisenberg) anzunehmen, einer Lotterie, bei der davon ausgegangen wird, dass verschiedene alternative Handlungsoptionen regelrecht „ausgewürfelt" werden können, wobei allerdings die Ergebnisse dieser Lotterie durch unterschiedliche „Gewichtungen" beeinflussbar sind: durch Beeinflussung der bei diesen stochastischen Prozessen wirksamen Probabilitäten wird die Rangordnung der Optionen berücksichtigt. Heisenberg schreibt dazu[8]: „Die Verhaltensbausteine in der Peripherie brauchen Vertreter in der Zentrale. Diese Lobby wollen wir die Versammlung der Verhaltensoptionen nennen. Stellen wir uns vor, die Vertreter stünden in einem ständigen Wettbewerb um die Aktivierung ‚ihres' Verhaltensbausteins. Die Sensorik würde dann zusammen mit vielen anderen Faktoren die Dringlichkeiten von Augenblick zu Augenblick neu einstellen, mit denen sich die jeweiligen Verhaltensoptionen zu Gehör brächten. Aus der Versammlung der Verhaltensoptionen würde dann jeweils eine in einem Zufallsprozess unter Berücksichtigung der momentanen Dringlichkeiten ausgewählt. Das Anfügen eines jeden weiteren Verhaltensbausteins geschieht in diesem Modell also durch eine Lotterie mit ungleich gewichteten Chancen. Die spontane (initiale) Aktivität bringt eine ungeahnte Flexibilität in das Verhalten. Nur durch sie ist es möglich, sich auszuprobie-

---

[7] Smith, B.H., Altman, J.S., Bargmann, C.I., Carew, T., Emrich, H.M., Freeman, W.J., Heisenberg, M., Homberg, U., Menzel, R., Meyrand, P., Ohl, F.: Group report: how flexible and how constrained is the concept of voluntary behavior? In: Flexibility and constraint in behavioral systems. R.J. Greenspan & C.P. Kyriacou (Eds.), John Wiley & Sons, Chichester, S. 195-208, 1994

[8] Heisenberg, M., 1994 (Ref. 4)

ren. Nur durch sie sind Ziele etwas Wirkliches, d. h. etwas prinzipiell anderes als Stationen in einem Labyrinth von vorgefertigten Wegen. Allein ihretwegen steht es uns offen, unser Verhalten als frei zu betrachten.[9] Das Ausprobieren, auf das u. a. Karl Popper eindringlich hingewiesen hat, ist für jeden Organismus mit mehreren Verhaltensprogrammen unverzichtbar, weil der Organismus meist nur auf diese Weise herausfinden kann, welches Programm gerade am meisten nützt. . . Es kann kein Zweifel sein, dass überall im Tierreich Verhaltenseinheiten ihrer möglichen Folgen wegen und nicht als Reaktion auf Reize spontan aktiviert werden.“[10]

Neuere Forschungen über den Zusammenhang zwischen dieser Art von „voluntariness“ und den Wahrnehmungsleistungen wie z. B. der „Sensomotorik“ haben gezeigt, wie eng Wahrnehmung und Spontaneität miteinander verbunden sind. Grundmechanismen der Interaktivität und Multimodalität bei der Wechselwirkung von Subsystemen stimmen weitestgehend überein. Deshalb sollen im Folgenden zunächst die internen Wechselwirkungsprozesse bei der inneren Interaktivität von Wahrnehmung dargestellt werden, um dann die integrative Neuropsychologie von Willenshandlungen zu etablieren, wie sie kürzlich von dem Bremer Neurophysiologen Gerhard Roth dargestellt worden ist.

3.0 Wahrnehmung und ihre Zensur

In welcher Weise sind Wahrnehmungsprozesse interaktiv organisiert und generieren ihre Resultate „konstruktivistisch“?

Im täglichen Leben geht man in der Regel von einem Weltbild aus, das häufig von Philosophen auch als "naiver Realismus" bezeichnet wird. Hierbei wird stillschweigend vorausgesetzt, die äußere Wirklichkeit sei exakt so strukturiert, wie wir sie wahrnehmen, ganz so, als ob es genügen würde, die Welt "wie sie wirklich ist", einfach mit einer Kamera abzufotografieren bzw. abzufilmen, und das menschliche "Subjekt", das "Ich", sei nichts anderes als eine Art von Computer, der diese Sinnesdaten bloß auswertet und in sich abbildet. Tatsächlich ist der Vorgang der Sinneswahrnehmung wesentlich komplizierter: Bevor Sinnesdaten ausgewertet, interpretiert und integriert werden können, bedarf es eines "Konzeptes", eines Weltbildes, eines "mitlaufenden Weltmodells" (Prinz, 1983)[11], in das die aktuellen Sinnesdaten eingefügt werden, bzw. von dem aus sie verwor-

---

9 Heisenberg, M.: Über Universalien der Wahrnehmung und ihre genetischen Grundlagen. In: H. v. Ditfurth, E. P. Fischer (eds.) Mannheimer Forum 1989. Piper, München. 1989, S. 11-69

10 Siehe auch: M. Heisenberg: Is free will an illusion? Nature, 459, 2009, S.164-165

11 Prinz, W.: Wahrnehmung und Tätigkeitssteuerung. Springer, Heidelberg, 1983

fen werden können. Dies führt zu einem Vergleich von "erwarteter Wirklichkeit" mit tatsächlicher Wirklichkeit und damit offenbar zu einem Erlebnis, das man mit den Worten beschreiben könnte: "Dies geschieht jetzt wirklich".

Immanuel Kant hat in der "Kritik der reinen Vernunft" zur Konstruktivität der Wahrnehmung einen sehr bezeichnenden Satz geschrieben: "Daß die Einbildungskraft ein nothwendiges Ingrediens der Wahrnehmung selbst sei, daran hat wohl noch kein Psychologe gedacht."[12] Und Carl Friedrich von Weizsäcker sagt hierzu in seiner geschichtlichen Anthropologie unter dem Titel "Zur Biologie des Subjekts"[13]: "Der Empirismus hält Sinnesdaten als solche für gegeben [...]. [E]r sieht nicht, dass Sinnesdaten schon unserer biologischen Ausstattung wegen gar nicht anders als unter einem mit-wahrgenommenen Begriff gegeben sein können." Bereits aus diesen Andeutungen ergibt sich, dass konstruktivistische Gedanken breit gestreut sind und dass also der "Konstruktivismus" keine in sich einheitliche Theorie darstellt; vielmehr handelt es sich dabei um ein komplexes Bündel von Ideen, die zum Teil bis auf Giambattista Vico zurückgehen und sich teilweise in der Transzendentalphilosophie von Kant und Fichte wiederfinden, derzeit aber insbesondere im psychologischen Konstruktivismus – z. B. von Watzlawick – und dem neurobiologischen Konstruktivismus. Die Gedankenwelt des Konstruktivismus hat – im Gegenzug zum Empirismus – dazu geführt, dass der Begriff "Realität" in erheblichem Ausmaß an Selbstverständlichkeit und Einheitlichkeit verloren hat, so dass wir uns derzeit in einem wissenschaftlichen Klima des "Wirklichkeitsrelativismus" vorfinden, der mit Begriffen wie "Wirklichkeitsfiktion" und "Wirklichkeitsüberarbeitung" charakterisiert werden kann.

In der Neurobiologie geht man derzeit davon aus, dass das mentale System "modular" organisiert ist, d. h., dass den mentalen Funktionen funktionell und zum Teil topographisch zuzuordnende "Module" mit unterschiedlichen Eigenschaften entsprechen, wobei angenommen wird, dass die verschiedenen Module "interaktiv" miteinander wechselwirken, wofür bestimmte sog. "Konvergenzzonen" – nach Damasio[14] – von Bedeutung sind. Nach Arbeiten von Mumford ist ein für die Konzeptualisierung besonders wichtiges Modul die thalamokortikale Rückkopplungsschleife, die Mumford in folgender Weise charakterisiert: "Es handelt sich um eine vielfache Quelle von Erfahrungswissen auf der Grundlage von Wahrnehmungen, die ihrerseits vielfältige, oft widersprüchliche Hypothesen gene-

---

12 Kant I. Kritik der reinen Vernunft. Frankfurt am.M.: Suhrkamp 1974.

13 v. Weizsäcker, Carl Friedrich: „Zur Biologie des Subjekts". In: Der Garten des Menschlichen. Carl Hanser Verlag, München, Wien. 1982. S. 169-224

14 Damasio, A.R. (1989): The brain binds entities and events by multiregional activation of convergence zones. Neuronal Computat. 1: 123-132

riert, die in den neuronalen Systemen des Thalamus integriert werden und in die kortikalen Eingangsstrukturen zurückprojiziert werden."[15] Nach Mumford bilden diese Rückkopplungsschleifen im Kern des Thalamus sog. "aktive Blackboards", aktive Repräsentationen, auf denen die jeweils besten Rekonstruktionen bestimmter Aspekte der Außenwirklichkeit dargestellt werden. Insofern können thalamische Strukturen im oben beschriebenen Sinne als "Konvergenzzonen" interpretiert werden. Auf der Seite der Wahrnehmungspsychologie kann man nun aufgrund der hier dargestellten Zusammenhänge eine gewissermaßen "konstruktivistisch fundierte" Illusions-Forschung betreiben, denn das Besondere an Illusionen ist es, dass sie den fiktionalen Charakter subjektiver Wirklichkeiten entlarven. In diesem Zusammenhang wird insbesondere auf Wahrnehmungsstörungen bei schizophrenen Psychosen eingegangen werden, die in spezifischer Weise durch veränderte Wahrnehmungswelten gekennzeichnet sind. In der dabei verfolgten Konzeption wird die Überzeugung vertreten, dass die Wahrnehmung keinen in sich einheitlichen Vorgang darstellt, sondern einen interaktiven komplexen Prozess, d. h. ein Geschehen, das man als "internen Dialog" verschiedener System-Teilkomponenten darzustellen versuchen kann.

Bei der **Drei-Komponenten-Hypothese der Wahrnehmung**[16] wird angenommen, dass Wahrnehmung grundsätzlich aus dem Zusammenwirken der im Folgenden aufgeführten drei Teilkomponenten resultiert:

1. eingehende Sinnesdaten (die "sensualistische Komponente");
2. eine interne Konzeptualisierung (die "konstruktivistische Komponente");
3. eine interne Kontrolle (die "Zensur"- bzw. "Korrektur-Komponente").

Bei dieser Konzeption wird angenommen, dass sich bei der Wahrnehmung sogenannte "bottom-up"-Strategien (Komponente 1) mit sogenannten "top-down" Strategien (Komponente 2) überlagern. Da die von den Sinnesdaten hervorgerufene Datenlage mit den internen Konzepten in Konflikt geraten kann, ist eine dritte Komponente, eine Kontroll- bzw. Korrektur-Komponente anzunehmen, die eine biologisch sinnvolle Wirklichkeitsfiktion i. S. v. Watzlawick garantiert.[17] Wirklichkeit wird also nicht nur formiert, produziert, generiert; sie wird auch überarbeitet, modifiziert, gewissermaßen "geglättet".

---

[15] Mumford D: On the computational architecture of the neocortex. Biol Cybern 1991; 65:135-145

[16] Emrich, Hinderk: Psychiatrische Anthropologie. 2. Auflage, Königshausen & Neumann, Würzburg, 2008

[17] Watzlawick, P.: Die erfundene Wirklichkeit. Piper, München, 1981

Die grundsätzliche Richtigkeit der Überzeugung, dass Wahrnehmung das Resultat eines derartigen interaktiven Prozesses ist, wird vor allem durch eine Fülle von Daten über Wahrnehmungsillusionen belegt, bei denen es zu einer ‚Desillusionierung' von ‚Vorurteilen' kommt.

Dies bedeutet, dass das, was für real angenommen wird, gewissermaßen interaktiv ausgehandelt werden muss, und zwar von Moment zu Moment, von Situation zu Situation immer wieder neu – wie das Umkippen eines Necker-Würfels.

3.1 Konzeptualisierungs-Experimente

Die Konzeptualisierung ist eine Komponente, die man an einer sehr einfachen Illusion deutlich sehen kann (Abb. 1):

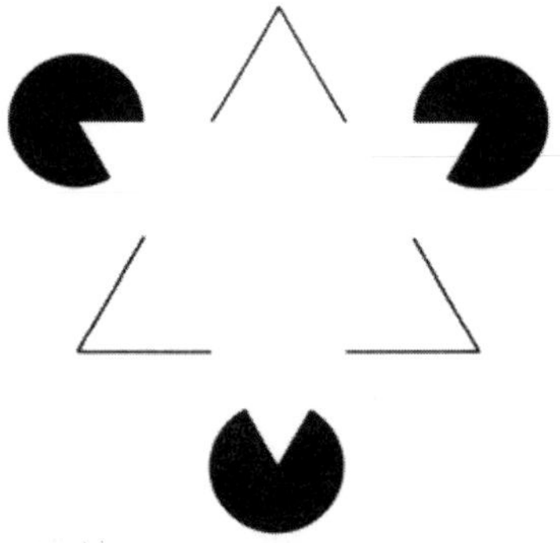

Abb. 1: Einfache visuelle Illusion, innerhalb der ein helles Dreieck in scheinbar darunter liegenden Strukturen aufzuliegen scheint, wobei die Dreieckskanten virtuell sind und durch interne Konzeptualisierung erzeugt werden.

Man hat den Eindruck eines hellen Dreiecks, das auf die übrige Konfiguration aufgelegt ist. Dieses Dreieck jedoch ist „virtuell": seine Linie existiert nicht von der Seite der Außendaten, sondern gewissermaßen nur im Gehirn des Betrachters. Und in der Tat man kann neurophysiologisch Neurone ableiten, die dieser Linienkonstellation entsprechen. Konzeptualisierungen kann man aber auch als eine sehr alltägliche Illusion beim Lesen von Zahlen feststellen: die modernen Computer-Achten sind oben ebenso groß wie unten, während die alten Achten hier einen Unterschied hatten. Da wir in der Regel an diese "klassische" Form der Acht gewöhnt sind, haben wir bei der Computer-Acht immer den Eindruck, dass der obere Kreis ein bisschen größer ist als der untere Kreis. Das hängt mit der Konzeptualisierung, die wir intern immer – im Sinne eines Comparatorprozesses – mit den Sinnesdaten vergleichen, zusammen. Ich werde über Comparatoren später noch eingehender sprechen. Auch die Escher-

Figuren (Abb. 2) hängen mit der Zensur bzw. mit der Konzeptualisierung zusammen.

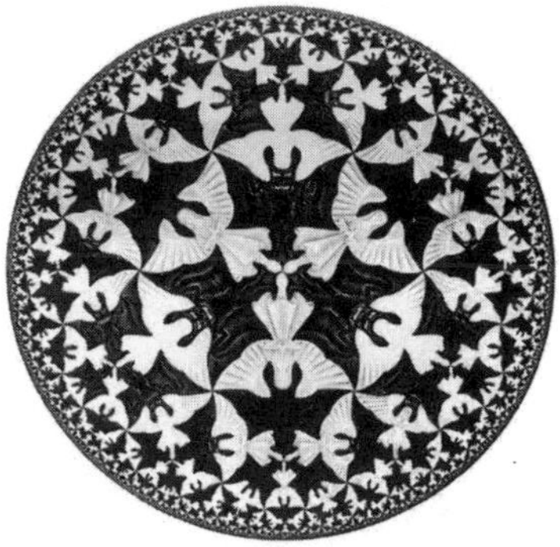

Abb. 2: Lithographie von M. C. Escher, in der versucht wird, der hellen und der dunklen Figurengruppe das gleiche optische Gewicht zu geben. Dies führt zu umschlagenden Mustern zwischen Engeln und Teufeln.

Es gibt eine Art von Kipp-Phänomen zwischen den weißen Engeln und den schwarzen Teufeln: man kann immer nur entweder den Engel oder den Teufel konzeptualisieren, nicht beide gleichzeitig. Solche Phänomene sieht man auch bei dem küssenden Paar (Abb.3), das nie zum Vollzug des Kusses kommen kann, da man nur in der Lage ist, entweder das männliche oder das weibliche Gesicht wahrzunehmen.

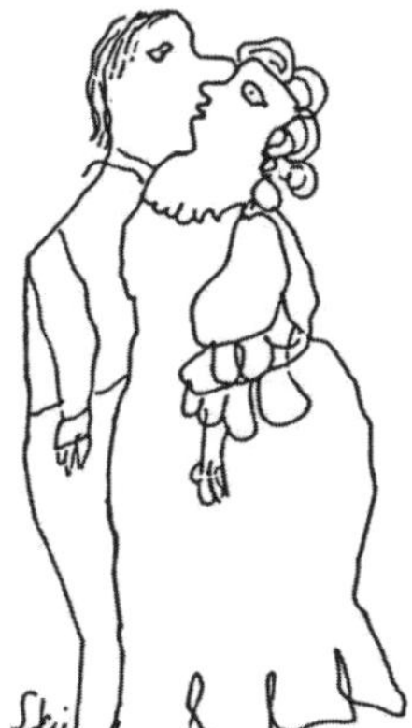

Abb. 3: Darstellung eines Kusses, der nie zum Vollzug gelangen kann.

Auch der Effekt bei Betrachtung der Karikatur (Abb. 4), in der drei Detektive darüber rätseln, ob im Fenster die beiden Gesuchten (Thorsten und Debronski) stehen oder ob es sich dabei um eine griechische Vase handelt, hängt von dem Problem der Konzeptualisierung und deren Enttarnung ab.

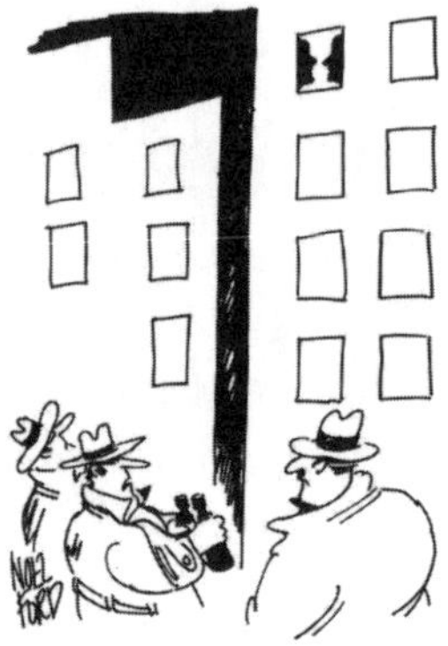

Abb. 4: Konzeptualisierung von zwei menschlichen Gesichtern, deren Umrisse aber auch durch eine griechische Vase vorgetäuscht sein könnten.

Versucht man nun, die bisher gezeigten Wahrnehmungsillusionen und -experimente über das Modell der konzeptualisierenden Wahrnehmung, also innerhalb eines formalen Modells zu beschreiben, so bietet sich die sog. "Informationsdynamik" (innerhalb der Theorie nichtlinear-dynamischer Prozesse) an, ein insbesondere von Crutchfield, Atlan, und Atmanspacher vorangetriebenes Semantik-Konzept.

Die sich hierbei ergebende Konzeption wurde gemeinsam mit Atmanspacher vom Max-Planck-Institut in Garching entwickelt. Es wird dabei angenommen, dass bei der Wahrnehmung sowohl strukturelle als auch dynamische Komponenten im Spiel sind, wobei die Struktur-Komponenten als a) "System" und b) "Modell" bezeichnet werden und die Dynamik des Interaktionsprozesses als ein "Einrastprozess" beschrieben wird. Die Konzeption besagt ferner, dass die funktionelle Kopplung der beiden Komponenten, d. h. das "Einrasten", gleichbedeutend ist mit dem basalen funktionellen Geschehen des "Wahrnehmens". Mit anderen Worten: Diese Hypothese beinhaltet, dass nur im Falle der Interaktion von "Modell" und "System" ein Wahrnehmungsakt erfolgt. Die dabei entwickelten Modellvorstellungen gehen zudem davon aus, dass es ganze Hierarchien solcher Alternativen von Einrastprozessen gibt und dass das höchststufige Interaktions-Resultat als bewusstes Verrechnungs-Resultat im Wahrnehmungshorizont erscheint. Allerdings ist anzunehmen, dass diese Form der Bewusstseinsbildung nur die basalste denkbare Form ist, denn Bewusstsein im höheren Sinne impliziert die Formierung auch von

Meta-Repräsentationen, also von Repräsentationen von Repräsentationen, die Wirklichkeitsmodelle evaluieren und falsifizieren können. Es handelt sich somit um "Modelle von Modellen", um Meta-Modelle, Modelle zweiter Ordnung, die mit Modellen erster Ordnung in Interaktion treten können.

Die Hypothese besagt nun, dass Meta-Modelle sowohl mit "Modellen", als auch mit Systemkomponenten in Wechselwirkung treten können. Daraus folgt, dass neue Varianten von Sinnesdateninterpretationen möglich sind und dass auch auf imaginativem Wege gewissermaßen neue "erfundene Wirklichkeiten" erzeugt werden können. Wesentlich hierfür scheint der "reaktive Konzeptualisierungsdruck" zu sein, der dann auf ein kognitives System ausgeübt wird, wenn die aktuell verfügbaren Konzeptualisierungen unzureichend sind, um eine eingetretene Situation i. S. v. "Coping" zu bewältigen. Das Anpassen von aufgrund des "reaktiven Konzeptualisierungsdrucks" entstandenen neuen Modellen und Meta-Modellen an die System-Sinnesdatenrealität entspricht dem von Martin Heisenberg vorgeschlagenen Prozeß der "lottery of proposals", und es kann vermutet werden, dass die Ergebnisse dieser "Lotterie" wiederum einem Selektionsdruck unterworfen sind, wie er von Gerald Edelman in seinem Konzept des "Neuronal Darwinism" vorgeschlagen wurde.[18]

Es ist nun zu erwarten, dass dieser Prozess freier Kreativität der Erweiterung von Konzeptualisierungsmöglichkeiten seinerseits limitiert werden muss, um zu verhindern, dass das Wahrnehmungssystem von einer Fülle von möglicherweise zum Teil völlig unsinnigen Konzeptualisierungen überflutet wird. Es muss also gewissermaßen einen "Mechanismus" geben, der die Aktualisierung neuer Konzeptualisierungen begrenzt. Dieser Mechanismus spielt bei höherstufigen Illusions-Experimenten eine besondere Rolle und zwar im Sinne der Beobachtung von "Zensur". Über den neurobiologischen Mechanismus dieses Zensurgeschehens weiß man noch relativ wenig. Ein Grundprinzip von dessen Funktion scheint aber in der Dominanz des bisher Erfolgreichen, des Gewesenen, über das Neue, Mögliche, zu bestehen, so dass der Zensur ein gewissermaßen konservatives Moment anhaftet (im Sinne des Morgensternschen "Was nicht sein kann, das nicht sein darf"). Die psychiatrische Grundlagenforschung zeigt, dass Patienten mit psychotischen Erkrankungen Störungen derartiger Zensurmechanismen aufweisen. Besonders eindrucksvolle Beispiele für Wirklichkeitsüberarbeitung und Zensur ergeben sich innerhalb von Illusionsexperimenten, bei denen die räumliche Tiefenwahrnehmung im Mittelpunkt steht.

---

[18] Edelman, G.M. (1987): Neural Darwinism. The Theory of Neuronal Group Selection. New York: Basic Book.

Eine Tiefenwahrnehmungs-Illusion kann man unter Verwendung von babylonischen Keilschriften vorführen (Abb. 5).

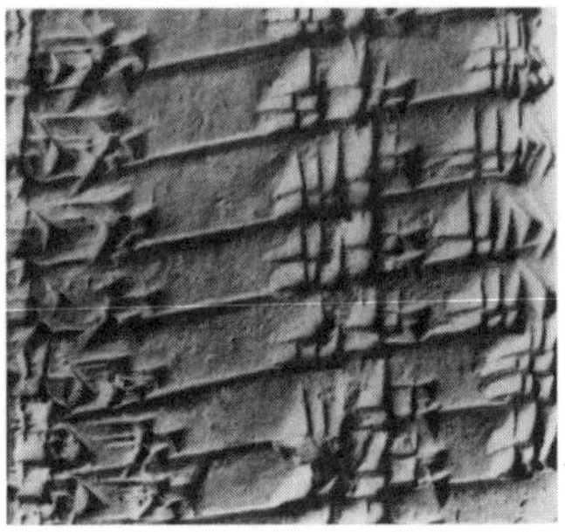

Abb. 5: Darstellung einer babylonischen Keilschrift, die bei Drehung um 180 Grad eine Tiefenumkehr aufweist.

Man hat bei der oberen Hälfte der Abbildungen den Eindruck, dass die Keilschriften plastisch (konkav) aus der Wand herausragen, während sie in der unteren Hälfte als (konvex) in die Wand hineingeschrieben erscheinen. Wenn man die Abbildung nun umdrehen würde, würde man erwarten, dass die konvexe Form oben und die konkave Form unten erscheint. Das ist jedoch nicht der Fall und es stellt sich die Frage, worauf dies zurückzuführen ist. Es handelt sich um eine Illusion, die mit der Erforschung der Bedeutung der Schattenwurfrichtung, die Ramachandran[19] vor einigen Jahren in Kalifornien durchführte, zusammenhängt. In Abb. 6 sieht man Halbkugeln, die zum Teil den Eindruck hervorrufen, ein wenig aus der Papierebene herauszuragen.

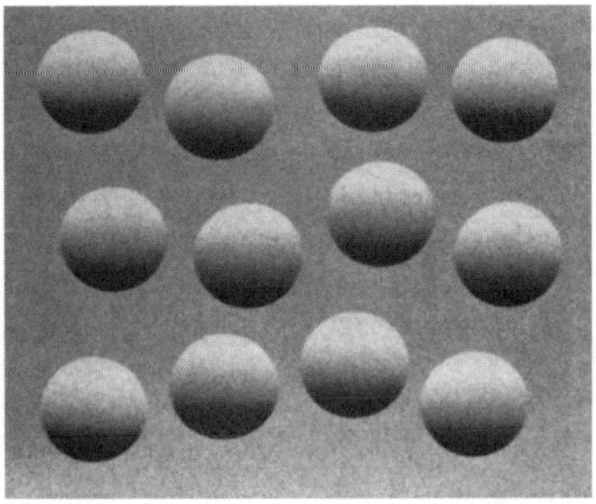

Abb. 6: Von oben beleuchtete Halbkugeln, die bei Drehung um 180 Grad konkav erscheinen.

19 Ramachandran, V.S.: Perception of shape from shading. Nature 331: 163-166, 1988

Dieser Eindruck hängt mit der Beleuchtungsrichtung zusammen. Das visuelle System hat sich daran "gewöhnt" (auch im Sinne einer "Wirklichkeitszensur"), dass das Licht von oben kommt. Wenn sich jedoch eine Versuchsperson längere Zeit in einem Raum befindet, in dem das Licht von unten kommt, dann erfolgt die Wahrnehmung in umgekehrter Weise: dann nämlich erscheinen die rechten Kugeln konvex und die linken Halbkugeln konkav. In welcher Beziehung steht dies nun aber mit dem semantischen Gehalt von Wahrnehmungen? Die Illusion unter Verwendung der babylonischen Keilschriften tritt bei einem mit diesen Keilschriften Vertrauten (Keilschriftenschreiber, Keilschriftenleser) gar nicht auf. Man kann dies anhand der in Abb 7. dargestellten Bärenmasken erkennen.

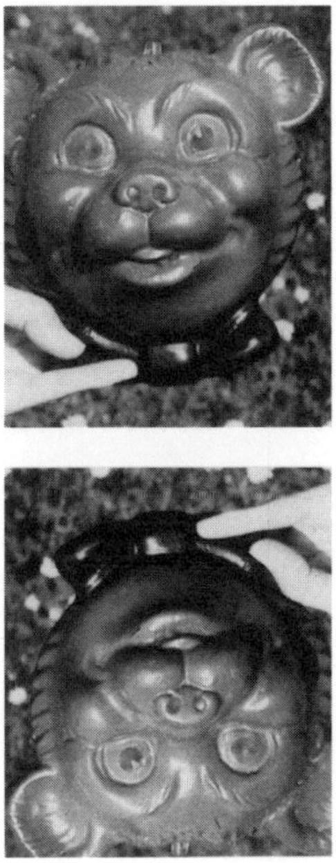

Abb. 7: Die Bärenmasken erscheinen in beiden Abbildungshälften konvex, jedoch in der jeweils unteren ein wenig flacher.

Die Bärenmasken sind in beiden Fällen hier so beleuchtet wie vorher die Keilschriften, d. h. jeweils einmal von oben und von unten. Man hat aber nicht den Eindruck einer Hohlform der Bärenmaske. Man hat lediglich den Eindruck, dass die untere Maske ein wenig flacher erscheint – oben ist sie raumtiefer. Wenn man diese untere Maske nun umdreht, dann ändert sich nur der Raumtiefe-Eindruck, d. h.: die Maske, die vorher ein wenig flacher war, erscheint nun ein wenig raumtiefer. Womit hängt das zusammen? Hierzu ist ein Exkurs in die Neurobiologie nötig. In der Hirnforschung gibt es das folgende Problem: wie wird das "System" mit Daten fertig, die eine gewisse Ähnlichkeit mit Daten haben, die im Leben bereits einmal aufgetreten waren? Das ist das Problem der "Comparatoren". Inzwischen weiß man, dass das Kurzzeitgedächtnis im Hippocampus solche Comparatorfunktionen ausüben kann (vgl. Gray & Rawlins[20]). Es handelt sich um eine Hirnstruktur im neokortikalen Bereich, die spezialisiert ist auf Fragen der Plausibilitätskontrolle, auf Fragen des internen Vergleichs zwischen der Außenwirklichkeit, wie sie sich bisher dargestellt hat, und der Datenrealität, wie sie sich aktuell zeigt. In Abb. 8 wird dieses Problem schematisch aufgezeigt.

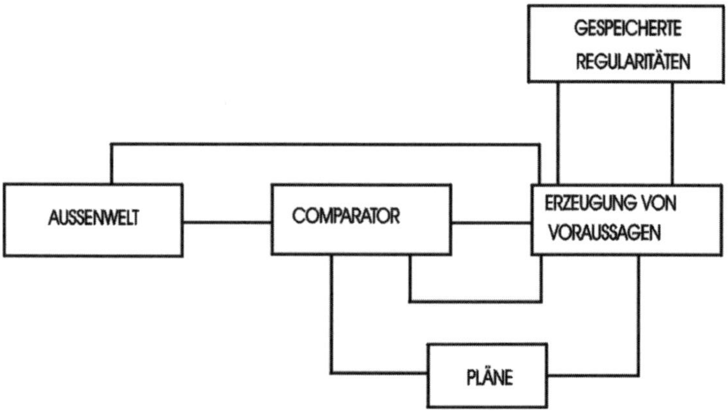

Abb. 8: Darstellung des „hippocampalen Comparator-Systems" nach Gray und Rawlins, wobei jeweils Abgleiche zwischen Außendaten und gespeicherten Innendaten (stored regularities) durchgeführt werden.

Der Comparator ist in der Lage, auf der einen Seite Pläne zu entwickeln und Voraussagen zu machen auf der Grundlage von "stored regularities", gewissermaßen einem Kanon von Daten, wie sie bisher in das Gehirn eingeschrieben worden waren. Und gleichzeitig wird ein Vergleich gezogen mit den aktuellen Daten der sensorischen Wirklichkeit, wie sie sich im Moment – sei es nun durch Fernsehen, sei es durch Lebenswirklichkeit, sei es auch im Cyberspace –im System sich offeriert. Und diese Comparator-Funktion ist wohl der neurobiologische Grund, weswegen wir alle, ob wir es wollen oder nicht, gezwungen sind, konservative Anteile in unseren Weltbildern zu beherbergen und zu bewahren; denn unsere Weltwirklichkeit würde zerfallen, wenn wir nicht immer die Möglichkeit hätten, das, was sich als sensorische Daten anbietet, mit sog. "stored regularities", mit

20 Gray JA, Rawlins JNP. Comparator and buffer memory: an attempt to integrate two models of hippocampal functions. In: The Hippocampus. Isaacson, R. L., Pribram, K. H. (Ed.), New York: Plenum vol. 4 1986: 151-201

dem historisch Gewordenen und Gegebenen, intern zu vergleichen. In diesem Sinne könnte man sagen: Zensur bedeutet die Dominanz des regelhaften Bisherigen, des immer schon so Gewesenen, über das Neue, über das Unerwartete, über das Akategoriale, das Unvertraute und das Unmittelbare. Und insofern ist das Zensurhafte auch das Weltbild-Stabilisierende, das aber immer wieder in Widerstreit gerät mit Kreativität und mit Bewusstseinserweiterung. Hierzu seien im Folgenden einige Experimente betrachtet.

Die nachfolgende Illusion hängt damit zusammen, dass das bisher Vertraute eine gewisse Dominanz hat über die aktuell sich darstellenden Sinnesdaten, und hat speziell mit der Fähigkeit des Gesichter-Erkennens zu tun. Es gibt neurologische Arbeiten, die zeigen, dass bestimmte Neurone im Zentralnervensystem existieren, die für die Erkennung von Gesichtern besonders geeignet sind. Es gibt Neuronenverbände, sog. "assemblies", die auf die Aufgabe spezialisiert sind, Gesichter zu erkennen, Gesichter zu vergleichen, weil dies für das Überleben von Menschen außerordentlich wichtig ist – und die ebenso die Aufgabe haben, den emotionalen Gehalt dessen, was ein Gesicht aussagt, zu decodieren.

Diese Neuronenverbände spielen eine entscheidende Rolle für die nun folgende Illusionsforschung. Es handelt sich um die binokulare Tiefen-Inversions-Illusion. Hierbei ist es nun so, dass man damit experimentiert, dass die Netzhautbilder gewissermaßen "ausgetauscht" werden. Im Nahraum von etwa drei Metern wird die Tiefenwahrnehmung im visuellen System im Wesentlichen durch die Querdisparation bedingt, dadurch nämlich, dass voneinander ein wenig unterschiedliche Netzhautbilder in beiden Augen ankommen. Diese Unterschiedlichkeit der beiden Netzhautbilder wird vom Gehirn in räumliche Tiefe umgerechnet. Man kann sich vorstellen, was passiert, wenn man die Netzhautbilder austauscht: alle Gegenstände, die hinten erscheinen müssten, erscheinen vorne, und alle Objekte, die konvex geformt sein müssten, erscheinen konkav und umgekehrt: eine sehr merkwürdige und komplizierte Welt, in der man sich kaum jemals orientieren könnte. Wenn man jedoch eine hierzu geeignete Apparatur aufbaut (es gibt verschiedene Möglichkeiten, man kann das durch Prismen oder im Labor machen), sieht man sehr erstaunliche Resultate. Die Frage ist nämlich: wie geht das System, wie gehen wir als Subjekte, als "Anblickende" mit solchen sehr komplizierten Sinnesdaten um? In der Psychiatrie wurde die Hypothese gebildet, dass schizophrene Patienten Menschen sind, die mit den Zensurmechanismen, mit den Bewertungsregeln bei Unklarheiten, Schwierigkeiten haben. Es trat also die Hypothese einer Art von "Zensurschwäche" als Ursache der Psychose auf. Zur Testung dieser psychiatrischen Hypothese eignet sich nun besonders gut jenes Inversions- oder Umkehr-Experiment, weil sich damit zeigen lässt, inwiefern es Unterschiede gibt zwischen Gesunden und Psychotikern im Hinblick auf diese Art von "Weltbildglättung" bzw. "Wirklichkeitsüberarbeitung". Bei Abbildungen mit einem relativ geringen "semantischen Druck" (d. h. wenn es relativ unbedeutend ist, ob ein Objekt hohl oder konvex geformt ist, ob ein Objekt hinten oder vorne erscheint – ganz im Sinne der oben dargestellten babylonischen Keilschriften –, bei Blütenblättern und anderen Objekten, bei denen es relativ unwichtig ist, wie die Konfiguration räumlich gestaltet ist), erweist es sich so, dass gesunde Probanden und die psychotischen Patienten einen erheblichen Unterschied wahrnehmen, wobei es irrelevant ist, ob sie nun die Umkehrbrille tragen oder nicht. Während gesunde Probanden bei komplexeren Objekten, wie z. B. einem menschlichen Gesicht, jedoch keinen Unterschied mehr wahrnehmen zwischen Hohlobjekt und konvexem Objekt – weil die interne "Wirklichkeitsüberarbeitung" gewissermaßen ein "Veto" einlegt und verbietet, etwas zu sehen, was zwar von den Sinnesdaten dargeboten wird, aber unplausibel ist – nehmen die schizophrenen Patienten erhebliche Unterschiede wahr.[21] Dieses Ergebnis spricht in der Tat dafür, dass die Wirklichkeitsüberarbeitung bei schizophrenen Patienten einem anderen Modus, einer anderen Art von Gesetzmäßigkeit gehorcht. Interessanterweise lässt sich auch zeigen, dass Gesunde nach Cannabiseinnahme mit ähnlichen Wahrnehmungen wie die psychotischen Patienten reagieren.

Wenn es richtig ist, dass psychotisches Geschehen mit einer Schwächung zensurierender Mechanismen einhergeht, so dürfte dieses Resultat für ein systemtheoretisches Verständnis von Psychosen dann von größter Bedeutung werden, wenn die Mechanismen dieser Zensurleistungen näher aufgeklärt werden können. Derzeit kann man vermuten, dass der neurobiologische Mechanismus von "Zensur" innerhalb des Konzepts des "neuronalen Darwinismus" verstanden werden kann, der insofern konservativ und innovativ zugleich ist, als er innovative Optionen bereitstellt, sie aber nur dann zulässt, wenn unter besonderen Situationen die Effizienz der Generierung von "Bedeutung" verbessert werden muss, da herkömmliche Wirklichkeitsinterpretationen versagen. Hierzu passt der Gedanke von von der Maalsburg, dass das Gehirn nicht eine Rechenmaschine sondern ein "Signifikanz-Detektor" ist, ein System, das aus kleinsten Abweichungen im Grundrauschen der Außenwirklichkeit noch mögliche bedeutungsvolle Unterschiede herausdestilliert. In diesem Sinne ist auch die These des Göttinger Neurobiologen Wolf zu verstehen, das Zentralnervensystem sei ein "Konfabulator". In diesem Sinne kann man vermuten, dass psychotische Patienten deshalb zu stark deviante "Konfabulationen" hervorbringen, weil die "Kohärenz" bei der Ausübung des "neuronalen Darwinismus" unzureichend ist.

---

21 Vgl. Emrich, Hinderk M.: Psychiatrische Anthropologie, 2008, (Ref. 16)

4.0 Zur Neurobiologie motorischer Leistungen

Anhand des Schemas in Abb. 9 lässt sich zeigen, in welcher Weise für die Auslösung einer willkürlichen motorischen Leistung verschiedene Subsysteme des Zentralnervensystems interaktiv in Wechselwirkung sich befinden müssen. Hierfür sind die Aktivierung der primären motorischen Hirnrinde (Brodmann-Areal A4), sowie des prämotorischen Cortex (A6), sowie des sublimentär-motorischen Areals SMA und des cingulären motorischen Areals CMA erforderlich.

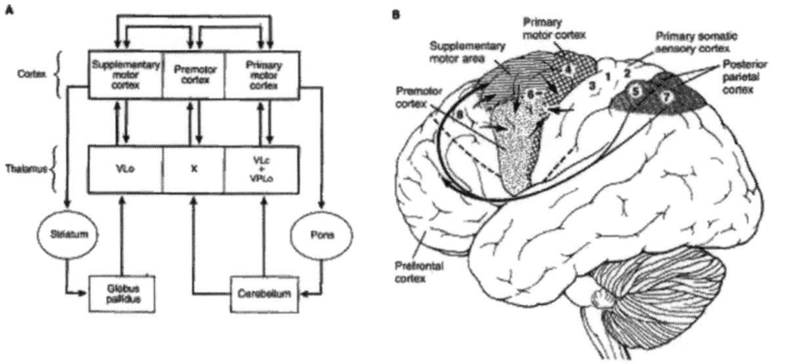

Abb. 9: Projektionen der motorischen Kortexareale untereinander und ihre Verbindung zu subkortikalen Strukturen (A) und intrakortikale Projektionen zwischen motorischen und somatosensorischen kortikalen Arealen (B); (Kandel et al., 1991)

Darüber hinaus aber lässt sich zeigen, dass der präfrontale Cortex (PFC) als der „oberste Handlungsorganisator im Gehirn“ eine multimodale Informationskonvergenz ermöglicht, so dass Entscheidungen über das Verhalten im Hinblick auf vergangene positive oder negative Vorerfahrungen unter Berücksichtigung des Handlungskontextes nur auf der Basis der Leistungen des präfrontalen Cortex möglich sind. So sind nach Damasio 1994 und Bechara und Mitarbeitern 1996 Patienten mit Schädigung des zentralen präfrontalen Cortex unfähig, aus den Konsequenzen ihres Handelns auch zu lernen.

In welchem Verhältnis stehen nun diese Erkenntnisse der gegenwärtigen Neurobiologie bezüglich der motorischen Spontanaktivität zu den Ergebnissen der vor etwa 15 Jahren publizierten Experimente von Benjamin Libet über die zeitlichen Verhältnisse zwischen „Bereitschaftspotentialen“ und der bewussten Entschlussbildung zur Ausführung einer motorischen Aktivität? Bei diesen erstmals 1983 publizierten Experimenten wurden die Versuchspersonen dahingehend trainiert, innerhalb einer gewissen Zeitspanne von 1-3 Sekunden spontan den Entschluss zu fassen, einen Finger der rechten Hand oder die ganze rechte Hand zu beugen. Um den Zeitpunkt des Entschlusses zu operationalisieren, blickten die Probanden auf eine Oszilloskop-Uhr, wobei sie die Position des rotierenden Punktes auf dieser Uhr, die mit dem Moment der Entschlussbildung koinzidierte, in Erinnerung behielten. Das neurophysiologische Äquivalent dieser Entschlussbildung ist wiederum das von Kornhuber[22] erstmals beschriebene „Bereitschaftspotential“, von dem man nun annehmen sollte, dass es gleichzeitig mit der im Bewusstsein erscheinenden Intention, die Hand oder den Finger zu beugen, auftreten sollte. Das Erstaunliche an den Experimenten war nun aber, dass der Zeitpunkt des bewussten Entschlusses in aller Regel ca. 200 ms nach dem Auftreten des Bereitschaftspotentials zeitlich lokalisiert wird. Roth fasst in seiner Übersichtsarbeit das Ergebnis wie folgt zusammen: „Der Willensakt - so scheint es - geht den neuronalen Prozessen nicht voraus, sondern ergibt sich aus ihnen. In entsprechender Weise folgt das Gefühl, eine Handlung intendiert zu haben, den für eine Willkürhandlung notwendigen kortikalen und subkortikalen Prozessen und tritt zusammen mit den nachfolgenden Handlungen auf. Das Gefühl des Willensentschlusses ist demnach nicht die Ursache für eine Handlung, sondern eine Begleitempfindung, die auftritt, nachdem subkortikale und kortikale Entscheidungsprozesse begonnen haben.“[23] Es steht insofern die Frage zur Diskussion, wie man die von Libet vorgelegten Experimente im Lichte einer neurobiologischen Theorie der Spontaneität verstehen kann. Man könnte es einmal so formulieren: bevor das „Ich“, das Subjekt, eine Entscheidung fällt, hat das „System“, das dieses Ich trägt, schon vorentschieden, und das Bewusstsein hat keine andere Aufgabe, als dieser Vorentscheidung das „Gütesiegel“ der Akzeptanz, der Legalisierung des „Das wollte ich“ zu geben im Sinne des Satzes von Wolfgang Prinz: „Wir tun nicht, was wir wollen, sondern wir wollen, was wir tun“.[24] Dies scheint so zu sein wie in dem Roman „Der Würfler“ des amerikanischen Psychiaters Rhinehart[25], in dem der Protagonist an jedem Tag von Neuem auswürfelt, welche Taten oder besser Untaten er zu vollbringen hat. In diesem Sinne hätte gewissermaßen der „Würfel in uns“ entschieden, was wir tun; und wir wären nur die legitimierenden Beobachter dieses absurden Geschehens. Wo aber, wird man fragen, bleibt dann so

---

[22] Kornhuber, H.H.: Attention, readiness for action and the stage of voluntary decision - some electrophysiological correlates in man. In: Creutzfeldt, O.; Schmidt, R.F.; Willis W.D.: Sensory-motor integration in the nervous system. Exp. Brain Res. 1984, Suppl 9, 420-429

[23] Gerhard Roth: Das Gehirn und seine Wirklichkeit. Kognitive Neurobiologie und seine philosophischen Konsequenzen. Suhrkamp Frankfurt 1996

[24] Prinz 1996 (Ref. 2)

[25] Rhinehart, L.: Der Würfler. Moewig, Rastatt, 1990

etwas wie „Moral“? Ist dies wirklich das letzte Wort, das die Neuropsychologie der Spontaneität hinsichtlich des Problems der Willensfreiheit spricht?

Meines Erachtens lassen sich diese Probleme dann leichter lösen, wenn man sie in den Kontext einer zeittheoretischen Betrachtung über die Frage nach bewusster Wahrnehmung und Subliminalität hineinzieht.

5.0 Vergegenwärtigendes Vergessen und die Frage nach der Subliminalität der Wahrnehmung

Betrachtungen über Traumatisierungen im Rückblick, in der Erinnerung, wie sie in der Psychotherapie und Psychoanalyse vorkommen, operationalisieren das Vergangene chronologisch, d. h. unter der Metaphorik des Weges. Dabei ergibt sich, dass die Systembeeinflussungen einen bestimmten, sehr eingeschränkten Weg erzwungen haben. Die Frage stellt sich, wie man rückblickend mit diesem erzwungenen Weg "bewältigend" umgeht. Nutzt man einmal diese Beschreibungsweise als Metapher für die Rekonstruktion des "Weges" der Entwicklung eines Individuums von einem plurivalenten Ausgangszustand in einen durch die verschiedenen entwicklungsrelevanten Faktoren geprägten Endzustand, so lassen sich hiermit auch die begünstigenden und schädigenden Einflussfaktoren beschreiben, die diesen Weg geprägt haben. Frühe Traumen können die Wahlmöglichkeiten in einer vulnerablen Phase der Entwicklung so stark beeinträchtigt haben, dass diese – später in der Regel "vergessenen" – Ereignisse den weiteren Lebensweg vollständig geprägt, modifiziert und eingeengt haben. Es sind also ganze Domänen von Options- und Lebensmöglichkeiten als mögliche Systemzustände eliminiert worden. Es gibt nun drei Weisen des Subjekts, mit dem Ergebnis dieser Entwicklung umzugehen. Die erste Option ist eine punktuelle: hier wird lediglich das "Ergebnis" betrachtet, wie es ist: "Man muss sich auf den Boden der Tatsachen stellen." Die zweite Möglichkeit ist – im Sinne Hegels – die Betrachtung der Wahrheit in ihrem Zusammenhang zwischen Weg und Ergebnis. Die dritte Betrachtungsweise schließlich beinhaltet nicht nur die Rekonstruktion des Weges, sondern auch diejenige der an jedem Verzweigungspunkt noch möglich gewesenen alternativen Optionen. Diese Betrachtungsweise könnte – mit Prousts "Suche nach der verlorenen Zeit" – als assoziative Vergegenwärtigung subliminaler Wahrheiten der Vergangenheit verstanden werden, wie sie Michael Theunissen in seinem Buch "Negative Theologie der Zeit" eingehend dargestellt hat. So schreibt Theunissen: "Prousts ‘unwillkürliche Erinnerung’ deckt, traditionell ausgedrückt, den Ewigkeitsgehalt des Vergangenen auf. Was er am Ende die ‘wiedergefundene Zeit' nennt, ist Zeit nur als das Andere ihrer selbst."[26] Die Weise, wie eine "Theorie des Vergessens" und insbesondere die Psychoanalyse mit diesen drei Betrachtungsweisen umgeht, wird uns im Folgenden zu beschäftigen haben.

Für eine derartige Betrachtung scheint es allerdings wesentlich zu sein, dass sowohl die in die Vergangenheit zurückgreifende als auch die in die Zukunft ausgreifende Imagination unter bestimmten Problemlösungsbedingungen im Sinne des oben beschriebenen nichtlinear-dynamischen Modells von Bewusstseinsbildung neue interne "Modell"-Konfigurationen anbieten kann, die kreative Lösungen sowohl für die Zukunft als auch für die Vergangenheitsbewältigung bereitstellen. Derartige Prozesse erfolgen unter dem "reaktiven Konzeptualisierungsdruck", der dann entsteht, wenn das Repertoire bisher vorhandener interner Deutungsoptionen für die Bewältigung einer aktuellen kognitiven oder Wahrnehmungs-Situation nicht ausreichen. Die auf diese Weise neu gebildeten internen Wirklichkeitsmodelle werden einem komplexen Validierungs- und Selektionsprozess unterworfen, der – im Sinne von G. Edelmans "Neuronal Darwinism" – eine optimale Lösung für das zu bewältigende Problem generiert. Eine derartige kreative Lösung eines Vergangenheitsbewältigungsproblems kann in gewissem Sinne auch als "Vergessenslösung" bezeichnet werden. Wie sieht eine solche aus? Bei den Vergessensleistungen kann zwischen aktiven und passiven unterschieden werden. Die passiven kommen entweder durch einen natürlichen Desaktualisierungsprozess zustande oder können auf psychoorganische oder medikamentöse Prozesse, z. B. auf das Alter oder auf die Behandlung mit Benzodiazepinen bezogen werden. Die aktiven Vergessensformen kann man – im Sinne des Begriffs von Erich Wulff – als "Aberkennungsleistungen" interpretieren. Die wesentlichen Formen hierbei sind die von Freud beschriebenen Abwehrformen, wobei die früheste – und insbesondere bei Borderline-Patienten die weitreichendste – Abwehrform in der Abspaltung besteht, während Verdrängung und Verleugnung normalpsychologisch stets vorkommende Vorgänge sind, wie sie von Freud in der „Psychopathologie des Alltagslebens“ beschrieben worden sind. Verdrängung und Verleugnung spielen jedoch ebenso, insbesondere bei neurotischen Entwicklungen und Persönlichkeitsstörungen, eine herausragende psychische Rolle.

Wesentlich für die Aberkennungsleistung des "aktiven" Vergessens ist der Grundgedanke der "internen Wertebilanz", dem gemäß das intern mitlaufende Weltmodell stets zugleich auch ein internes Wertemodell sowohl von äußeren Objekten, Prozessen und intentionalen Gehalten ist, als auch ein solches hinsichtlich der Selbstbewertung ("self-esteem"). Unaus-

---

[26] Theunissen, M.: Negative Theologie der Zeit. Suhrkamp, Frankfurt a.M. 1992

gewogenheiten der internen Wertebilanz hinsichtlich der Selbstbewertung werden üblicherweise – und darin liegt wohl ihr "biologischer Sinn" – mit einer "coping-Strategie", d. h. mit einer aktiven kompensatorischen Leistungssteigerung beantwortet. Wenn aus äußeren und/oder inneren Gründen diese Leistungssteigerung nicht möglich ist, erhebt sich die Frage, wie mit der negativen internen Wertebilanz umgegangen werden soll. Hierfür bieten sich die drei "aktiven" (aber wohl im Wesentlichen unbewusst ablaufenden) Aberkennungsprozesse an. Die aktive Aberkennungsleistung von vergangener Realität hängt somit mit der internen Wertebilanz zusammen. Als Mechanismus bietet sich einerseits die Verleugnung an: Der interne psychologische Mechanismus besteht hierbei darin, einen Tatbestand aus der Wertebilanz herauszunehmen und quasi "abzukapseln". Das aktiv dem Vergessen anheim gegebene Erinnerungsmaterial bleibt intrapsychisch präsent, ist also erinnerbar, es spielt aber wertebilanzmäßig keine Rolle, da es "geleugnet" wird. Der israelische Philosoph und Psychologe Dan Bar-On hat in einer Vielzahl von Untersuchungen gezeigt, dass Nazi-Verbrecher aus den geschilderten Gründen kleinere Delikte reumütig in Selbstanklagen erinnerten – offenbar um vor sich selbst als moralisch intakte Wesen bestehen zu können –, während sie eine größere Schuld vor sich und anderen leugneten. Seine tiefe Einsicht in die Struktur interner Wertebilanzen bei den Tätern bedeutet, dass es bei diesen ein "illegitimes Vergessen" gibt.

Eine energischere Form der Elimination von Erinnerungsmaterial aus der Wertebilanz liegt in Form der Verdrängung vor. Nach Heinz Kohut muss zwischen der vertikalen und der horizontalen Schranke unterschieden werden. Bei der Verdrängung liegt eine Absenkung von mnestischem Material unter die horizontale Schranke vor. Dieses Material ist vom Bewusstsein her durch eine Erinnerungsleistung nicht mehr erreichbar; es scheint dabei also eine irreversible aktive Vergessensleistung vorzuliegen. Durch Schockerlebnisse und mithilfe psychoanalytischer Techniken lässt sich dieser scheinbar irreversible Prozess jedoch wieder rückgängig machen. Ein Beispiel hierfür ist in dem Hitchcock-Film »Spellbound – Ich kämpfe um Dich» dargestellt. Die Elimination aus dem Wertebilanzgleichgewicht kann aber noch tiefergreifende intrapsychische Ursachen haben: nämlich durch Persönlichkeitsspaltungen im Sinne der von Kohut beschriebenen vertikalen Schranke.[27] Hierbei kommt es zu einer, insbesondere bei "Borderline-Persönlichkeiten" auftretenden Frakturierung und Segmentierung der Persönlichkeit, wodurch ganze Anteile des intrapsychischen Geschehens aus dem Bewusstsein entfernt werden, andererseits als intakte Persönlichkeitsanteile im Leben wiederum auftreten können. Weitere Formen der Bewältigung von Wertebilanzdefiziten sind

---

[27] Kohut, H.: Narzißmus. Suhrkamp, Frankfurt a. M.1973

Wahnformen, deren wesentlicher Gehalt im Auftreten von Wertebilanz-"Fälschungen" besteht, wobei gewissermaßen der "innere Gerichtshof" (vgl. Kleists Theaterstück „Der zerbrochene Krug") mit mehrerlei Maß misst, wodurch eigene positive Anteile vergrößert, eigene negative aber verkleinert werden.

In Anlehnung an Theunissens Konzeption des "Widerstands gegen die Herrschaft der Zeit"[28] möchte ich allerdings noch eine weitere Form "aktiven" Aberkennens als eine Art von "Vergessensleistung" anführen, nämlich eine Aberkennungsleistung im Sinne des Vergessens als einer kreativ deutenden Vergegenwärtigung. Es handelt sich um ein Bewältigen der Vergangenheit durch imaginatives Erreichen des zurückliegenden Weges unter Einschluss aller nicht gewählten Optionen und durch imaginatives Lebendigmachen der subliminalen "Erlebnisse" im Kontext der beim Durchschreiten des Weges erfolgten "Wahlprozesse". Ich möchte dies die "Proustsche Methode" nennen. In den Worten Theunissens drückt sie sich so aus: "Proust findet die "wiedergefundene Zeit" gerade dadurch wieder, dass er sie zerschlägt. Unwillkürlich ist die Erinnerung, die als Organ von Versöhnung fungiert, sofern sie herausspringt aus dem festgefügten Zusammenhang der Begebenheiten und sich dem Einmaligen öffnet, in welchem das Subjekt auf dem Grunde des scheinbar äußeren seine im kontinuierlichen Leistungsprozeß verdrängte Innerlichkeit wahrnimmt. Sofern sie die Oberfläche der Erinnerung aufreißt, in der wir uns gewöhnlich herumtreiben, hat sie etwas von der Er-Innerung Hegels an sich, von der Verinnerlichung des Seins zu jenem Wesen, das nach Hegels Deutung die Vergangenheitsform "gewesen" anzeigt (. . .)".[29] Wie lässt sich dieses Konzept der Verinnerlichung in der vorliegenden Konzeption darstellen, und in welchem Verhältnis steht sie zu einer Theorie des Vergessens? Hierzu eine Anekdote: Ein befreundeter Philosoph (H.v.V.) berichtet zu der Frage, wie man etwa in der Zeit buchstäblich "Verlorenes" wiedererlangen kann, folgende Geschichte: Er hat am kommenden Morgen einen schönen Urlaubsausflug mit Familie nach Karachi vor sich; die unersetzlichen Flugtickets sind aber plötzlich unauffindbar verschwunden. Alles Suchen ist umsonst. Er beschließt zu meditieren. Plötzlich erscheint vor seinen inneren Augen der Buchtitel eines religiösen Werkes. Er findet das Ergebnis der Meditation absurd und wird ärgerlich, beschließt aber dennoch, das Buch anzusehen. In diesem Buch liegen die Tickets. Der Vorgang wird von ihm wie folgt erklärt: Ein Freund habe tags zuvor in seiner Bibliothek gestöbert, Bücher eingesehen und sie wieder zurückgestellt. Auf dem Tisch lagen auch die Tickets. Diese habe der Freund wohl als Lesezeichen benutzt. Subliminal müsse er das Buch auf dem Tisch gesehen

---

[28] Theunissen, M.: Negative Theologie der Zeit, 1992 (Ref. 26)

[29] Theunissen, M.: Negative Theologie der Zeit, 1992, (Ref. 26)

haben, und das Unbewusste habe gewissermaßen "gewusst", dass in diesem die Tickets sein mussten. Um ihm nun aber dieses "Vergessene" mitzuteilen, hat das Unbewusste den Umweg über die Meditation und die Darstellung des Buchtitels wählen müssen, weil anders es sich nicht mit seinem "Wissen" hätte bemerkbar machen können. Diese Geschichte gibt einen Hinweis darauf, dass es möglich ist, Wahrnehmungsgehalte, die aufgrund der "selektiven Aufmerksamkeit" dem Vergessen anheimgefallen sind, auf indirektem Wege zu reaktivieren. Das Lebendigmachen subliminaler Anteile der Vergangenheit, von Anteilen eines ungelebten oder nur in Ansätzen gelebten Lebens, stellt die Anwendung der "Proustschen Methode", der Suche nach der verlorenen Zeit, in einer Weise dar. Diese führt dazu, dass Wahrheit im Hegelschen Sinne nicht nur das Resultat unter Einschluss des Weges ist, sondern auch unter Einschluss all dessen, woran dieser Weg letztlich vorbeiging. Diese Art der Vergegenwärtigung von vergangenen subliminalen Optionen und Lebensmöglichkeiten ist eine Relativierung von Zeit, wie sie – nach Theunissen – dem Depressiven nicht möglich ist. Sie gründet in einer Autonomisierung des Subjekts, deren Energie sich aus vergegenwärtigender Libido herleitet. Das Subjekt lebt dann in einer Totalität des eigenen Lebens, einer eigentümlichen Vermischung von Möglichkeit und Wirklichkeit. Und diese Lebensform scheint die einzig angemessene Form des Vergessens zu sein, eine Weise des vergegenwärtigenden Erinnerns, das Vergangenes insofern desaktualisiert, als sie das zu Vergessende und zu Relativierende einbindet in einen Kontakt zum Leben, in dem dieses weniger Zeit-Mächtigkeit besitzt, nicht mehr ein Hereinragen des Vergangenen in die Gegenwart bedeutet und in dem das zu Vergessende auf sich beruhen gelassen werden kann. Unterbleibt diese Form des vergegenwärtigenden Vergessens, unterbleibt das erinnernde Durcharbeiten vergangener Traumen, wie es z. B. bei KZ-Opfern, Vergewaltigungsopfern und anderen Traumatisierten häufig der Fall ist, so besteht die Gefahr der "Verschwörung des Schweigens" wie sie insbesondere für Vergewaltigungsopfer in der Psychotherapie deshalb charakteristisch ist, weil es eine unbewusste Scheu gibt, den Demütigungsvorgang imaginativ zu wiederholen und in der Übertragungsbeziehung peinlich werden zu lassen. Diese Form aktualisierender Desaktualisierung von Vergangenem stellt bei schweren Traumen die einzige Form angemessenen Vergessens dar. Denn es ist anzunehmen, dass nach dem Wirksamwerden der Vergegenwärtigung, der Versöhnung konflikthafter Selbstanteile, das "Nirvana-Prinzip" in dem Sinne wirksam wird, dass der semantische Gehalt des bisher problemhaltigen, nun "versöhnten" traumatischen Bereichs im Selbst ausgelöscht werden kann, und dies führt – nach dem Wirksamwerden des "Nirvana-Prinzips" – zur Freisetzung von Kreativität. So schildert eine Patientin, in deren Lebensschicksal eine Partnerschaft, die eine Art "Fluch" für ihr weiteres Leben bedeutete, eingebrochen war, dass der psychoanalytische Prozess diesen Fluch dadurch aufgehoben hatte, dass es der Patientin während des psychoanalytischen Prozesses gelang, bis zu den Wurzeln zurück, auf die der Fluch *ab ovo* sich bezog, imaginativ sich zurückzuversetzen und Seiten ihrer selbst zu entdecken, die von diesem frei waren. Ein solches "verwandelndes Vergessen" macht im Gegensatz zu Spaltung, Verdrängung und Verleugnung psychische Kräfte für die zukünftige Entwicklung frei. Von dieser Warte aus erscheint ritualisiertes Erinnern als eine Form ungewollten und wohl auch unangemessenen, nicht gelingenden Vergessens, während angemessenes Vergessen eine Form der Vergegenwärtigung darstellt, innerhalb der es zur Desaktualisierung und Relativierung von Zeit kommt.

Es handelt sich um eine Art "aktualisierender Desaktualisierung", d. h. – im Sinne Freuds –, dass Libido und "Nirvana-Energie" gleichzeitig bzw. nacheinander wirksam werden. In einer technischen Metapher könnte man sagen: was „gelöscht“ werden soll, muss vorher aktiviert und "gekannt" sein. Das Nietzschesche "aktive Hemmvermögen" kann nur auf etwas angewandt werden, was präsent gemacht wurde, im Bewusstsein aufgeschienen ist. Allerdings ist diese aktualisierende Desaktualisierung nicht als einmaliger Prozess zu denken, sondern als zyklische, prozesshafte, sich immer wiederholende Bewegung von Erinnern und Vergessen, von Libido und „Nirvana-Prinzip“. Anders, d. h. vom "problem-solving" her formuliert: nur ein Problem, das "gelöst" wurde, kann auch "verabschiedet" werden. Insofern liegt in einer (zeit-)bewältigenden Vergessenskultur immer eine Zweiphasigkeit: das erinnernde Aktualisieren und das nachfolgende "Nirvana"-bezogene Desaktualisieren und Abstoßen. Wenn es richtig ist, dass das "Nirvana-Prinzip" darin liegt, dass die innere Reizspannung reduziert wird, dann leistet das "vergegenwärtigende Vergessen" genau dieses, weil nämlich die komplexnahen, unbewussten und halbbewussten inneren Konflikte besonders stark energetisch aufgeladene Bezirke der Psyche darstellen, deren Spannung durch das vergegenwärtigende Vergessen reduziert wird.

5.1 Das Subliminale und die Freiheit

Das Subliminale stellt einen der aufregendsten und zum Teil völlig unterrepräsentierten Aspekte des psychischen Lebens dar: Das Subliminale ist gewissermaßen immer der „Verlierer“: es hat einen Beitrag geleistet und wurde übersehen, unberücksichtigt gelassen. Es blieb unterschwellig und wurde deshalb nicht respektiert. Das Subliminale hat sich nicht in die Realität vorarbeiten können ... ist für immer verblichen.

Ist das wirklich so? Die oben beschriebene Geschichte über die verlorenen und durch Meditation wiedergefundenen Flugtickets macht deutlich, dass die subliminalen Eingänge irgendwo im Gehirn gespeichert bleiben, dass aber auch Schwierigkeiten bestehen, diese zu reaktivieren bzw. aktivieren. Diese Funktion ist eng verbunden mit der Frage nach der Realität von Freiheit und der Entwicklung von personaler Identität. Der radikale Aspekt dieser Perspektive besteht darin, dass die Lebensgeschichten, die wir hinter uns gebracht haben, nicht nur aus dem bestehen, was wir durchlebt haben, sondern letztlich auch aus dem, was – subliminal – an uns vorbeigelaufen ist, vermieden wurde, zurückgewiesen wurde, etc. Durch das „vergegenwärtigenden Vergessen" im Sinne der Proustschen Methode werden subliminale Aspekte des eigenen Lebens zur Wirkung gebracht und haben einen wesentlichen Anteil an der Entwicklung personaler Freiheit. Im Moment der scheinbar „freien Entscheidung" kann es zu spät sein, wirklich „frei" zu entscheiden. Vielmehr kann man davon ausgehen, dass die Integration subliminaler Aspekte der Vergangenheit dazu führt, dass diese im Moment der „freien Entscheidung" mit berücksichtigt werden. In diesem Sinne sind verschiedene Zustände des Schlafs, des Traums, des Tagtraums, der freien Assoziation von zentraler Bedeutung, um die sonst unberücksichtigten subliminalen Voten in das psychische Leben zu integrieren. Hierin besteht möglicherweise die zentrale Herausforderung der Entwicklung von personaler Identität.

In diesem Sinne lässt sich eine zeittheoretische Betrachtung über nicht ausgeschöpfte Aspekte des Vergangenen im Sinne von Prousts „Suche nach der verlorenen Zeit" dahingehend interpretieren, dass der Freiheitsbegriff letztlich davon abhängt, inwieweit es gelingt, das „Ganze des eigenen Lebens" als Werdeprozess von Identität in einer Weise in die Gegenwart zu integrieren, dass daraus eine integrative Einheit entsteht, in der Willenshandlungen in ihrer Vorstrukturiertheit dispositionell mit dem übereinstimmen, was das Selbstbewusstsein in seiner unentwegt voranschreitenden Wertebilanz-Aktivität von diesem Holismus des Selbst erwartet. Insofern wird die Suche nach der verlorenen Zeit zu einer Suche nach interner Kohärenz und damit den Quellen von Autonomie im Sinne von Moralität. Ein derartiges Modell von Neuropsychologie von Freiheit trotz der von Libet dargestellten experimentellen Ergebnisse lässt sich auch unter der Perspektive einer Bewusstseinsphilosophie darstellen, in der Volitionen als kreative Akte interpretiert werden. Somit geht es an dieser Stelle auch um die Frage nach einer Neurobiologie der Kreativität.

6.0 Zur Neurobiologie von „Bewusstsein" und Kreativität in der Konzeptualisierung

Moderne Vorstellungen über die Neurobiologie von Bewusstsein gehen davon aus, dass bewusstseinsgenerierende Prozesse insofern „interaktiv" sind, als sie die Wechselwirkung bedeuten zwischen einerseits Konzeptualisierungskomponenten (top-down-Komponenten) und Leistungen der Prozessierung von Sinnesdaten im Sinne der „bottom-up-Komponenten“, wie sie von Hubel und Wiesel[30] untersucht worden sind. Man kann die Interaktion zwischen den beiden Komponenten als eine Art „Einrastprozess“, als so etwas wie einen „Elementarakt von Bewusstsein“ interpretieren (Abb. 10).

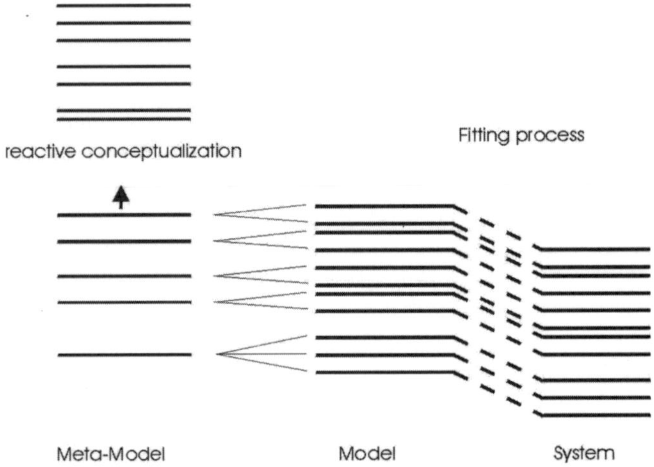

Abb. 10: Schema struktur-dynamischer Komponenten von Wahrnehmung und Denken: das "Einrasten" (fitting-process) als dynamische Interaktion zwischen "System" (das Sinnesdaten repräsentiert) und "Modell" wird als Elementarprozess der Wahrnehmung und damit als kleinstes Element von Bewusstseinsbildung angesehen. Das sekundäre struktur-dynamische Interagieren von "Meta-Modellen" mit "Modellen" wird als Elementarprozess des Denkens interpretiert. Die Strich-Codes repräsentieren jeweils die Informationsgehalte der Komponenten.

Wenn dies so ist, so stellt sich die Frage, inwieweit Sinnesdatenlagen, für die keine adäquaten Konzeptualisierungen vorliegen, überhaupt interpretierbar sind. Um diese Schwierigkeit zu überwinden, wird vorgeschlagen, dass ein sog. „reaktiver Konzeptualisierungsdruck“ zur „Kreativität in der Wahrnehmung“ insofern führt, als mögliche neue Wirklichkeitshypothesen kreativ als Varianten bzw. Derivate von bereits vorliegenden konzeptualisierenden neuronalen Erregungsmustern gebildet werden und in einem interaktiven Wechselwirkungsprozess daraufhin geprüft werden, ob ihnen eine gewissermaßen höhere „Deutungsmacht“ zur Verfügung steht. Man könnte – im Sinne von Edelmans „neuronalem Darwinismus“ – diese

[30] Hubel, D.H.; Wiesel, T.N.: Brain mechanisms of vision. Scientific American, 241 (1979)

durch reaktiven Konzeptualisierungsdruck gebildeten neuen „top-down"-Komponenten und deren Optimierung als so etwas wie eine Variante des Heisenbergschen Modells der „lottery of proposals" verstehen, als eine „lottery of models". An dieser Stelle wird auch deutlich, in welcher Form sich die „lottery of proposals" und die „lottery of models" miteinander analogisieren lassen und als zwei voneinander verschiedene Formen von „Kreativität" interpretierbar sind. Da die jeweilige neue Konzeptualisierung bzw. Volition jeweils im Kontext auf ihre Plausibilität und Praktikabilität zu prüfen ist, erscheint dann der Willensakt, als bewusster Willensakt, als eine positive Bestätigung des vorher intendierten und unbewusst ausgehandelten „Votums"; und dies wirft nun in der Tat ein besonderes Licht auf das Phänomen des Bewusstseins schlechthin: bewusste neurobiologische Prozesse wären dann solche, die beinhalten, dass der faktische Realitätsgehalt von etwas geprüft wird im Verhältnis zu dessen vorgängigen Optionen, Virtualitäten, motorischen Mustern, internen Verrechnungsgrößen. Man könnte sagen, was man sich „bewusst" macht, das hat „Realität", „reale Konsequenzen". Und dies würde bedeuten: der bewusste Willensakt ist derjenige Willensakt, in dem festgestellt wird: *dies hat mein System jetzt vorentschieden, dies wird in die reale Welt eintreten, mit allen Konsequenzen umgesetzt werden: wird dies wirklich gewollt?* Da es aus Libets Experimenten Hinweise darauf gibt, dass im Falle eines „Umentscheidens" zum Zeitpunkt der bewussten Entscheidung, in der angeblich alles schon vorentschieden ist, noch ein „Veto" eingelegt werden kann, spricht vieles dafür, dass der Bewusstseinsakt derjenige Akt ist, in dem eine gewissermaßen letzte „Qualitätskontrolle" der vorgängigen Arbeit der unbewussten Interaktivität geleistet wird. Im Bewusstsein erscheint das, was das Resultat von Integrationsprozessen bedeutet: nicht das Einzelergebnis von Subroutinen, sondern das Ergebnis des kollektiven Verrechnungsprozesses, der „Summe der Voten". Die Summe der Voten wird aber dabei noch einmal geprüft: *ist dies auch „sinnvoll"?* Meistens ist es sinnvoll und erscheint dann als Willensentschluss.

7.0 Schlussfolgerungen

Freiheit erscheint nicht in erster Linie als Freiheit *von* etwas, sondern als Freiheit *zu* etwas. In diese Freiheit müssen Menschen sich gewissermaßen „hineinentwickeln". Um diesem Freiheitsbegriff gerecht zu werden, bedarf es gewisser Reifungsprozesse. Als Kind verhält sich der Mensch seiner Natur, seinen Anlagen, seiner Disposition, der Situation, der Erziehung entsprechend. Mit zunehmender Reife macht der Mensch sich zu sich selbst; er ‚durchvollzieht' sein Handeln. Wie macht er das? Er entwickelt durch Meta-Ebenen seiner selbst Einstellungen und Konzeptualisierungen, Varianten von Konzeptualisierungen. Diese berücksichtigen nicht nur rational dasjenige, was bisher im Leben geschah, was wohin führte etc., sondern berücksichtigen vor allem, was latent möglich war, was beinahe geschah. Das Subliminale, das was „fast“ geschehen wäre – dieses, was als Handlungsoption mit beinahe demselben Recht als aktuale Handlung oder sogar mit noch höherem Recht tatsächlich hätte sich durchsetzen sollen, was aber subliminal, latent blieb, woran der Weg des Lebens (wie bei Proust) letztlich vorbeiging, bewusst und unbewusst, oder auch in medialer Weise halbbewusst oder auch gar nicht bewusst/unbewusst „im Erwachen“ einzubeziehen – ist eine Fähigkeit, die Menschen in Reifungskrisen erwerben und in dem sie dem Wesen der Freiheit näher kommen. In diesem Sinne wird die Reflexion über die Neuropsychologie der Freiheit auch zu einer Reflexion über eine Philosophie des „Erwachens“.

7.1 Exkurs: Philosophie des „Erwachens“

"*Was war ich wohl, ehe ich zum Selbstbewusstsein kam?*"
(J. G. Fichte)

Nur im Augenblick des Erwachens finden wir uns existentiell, übergreifend, ganz: in ihm halten wir zwei Seinsweisen in der Schwebe, kommen wir in mehrerlei Weisen auf uns zu und aus uns zu uns. Er ist ein Moment des Umbruchs, der Totalität. Im Erwachen sind wir uns als Unbewusste, Subjektstufige, als Wesen des Tiefen-Selbst noch nicht ganz verloren und haben uns als ‚Ichlichkeiten' noch nicht verfestigt.

Im Kapitel "Verhaftung" des Romans "Der Prozeß" lässt Kafka seinen Helden Josef K. während der ersten Vernehmung durch den "Aufseher" Folgendes sagen (gestrichene Stelle): "Jemand sagte mir - ich kann mich nicht mehr erinnern, wer es gewesen ist -, dass es doch wunderbar sei, dass man, wenn man früh erwacht, wenigstens im allgemeinen alles unverrückt an der gleichen Stelle findet, wie es am Abend gewesen ist. Man ist doch im Schlaf und Traum wenigstens scheinbar in einem vom Wachen wesentlich verschiedenen Zustand gewesen, und es gehört, wie jener Mann ganz richtig sagte, eine unendliche Geistesgegenwart oder besser Schlagfertigkeit dazu, um mit dem Augenöffnen alles, was da ist, gewissermaßen an der gleichen Stelle zu fassen, an der man es am Abend losgelassen hat. Darum sei auch der Augenblick des Erwachens der riskanteste Augenblick im Tag; sei er einmal überstanden, ohne dass man irgendwohin von seinem Platze fortgezogen wurde, so könne man den ganzen Tag über getrost sein."[31]

---

[31] Kafka, F.: Der Prozeß. Fischer TB Verlag, Frankfurt, 1983

Der Augenblick des Erwachens als "riskantester Augenblick im Tag": wohin könnte man "von seinem Platze fortgezogen"[32] worden sein? Davon und von welcher Art dieses innere "Fortgezogen-Werden" und der Kampf dagegen ist, handelt der Roman. K. erlebt es als "Verhaftung"; es wird ihm der "Prozeß" gemacht, Gesetze werden gegen ihn verwendet, die er nicht kennt: ""Dies Gesetz kenne ich nicht", sagte K.". Selbstverhaftung, das durch etwas und zu etwas Verhaftet-Werden, Fortgezogen-Werden durch unbekannte (innere) Instanzen, deren Gesetze uns unbekannt sind, findet nicht zufällig während des "riskantesten Augenblicks im Tag" statt: der Erwachende setzt seine Welt (und sich selbst) aus den Ingredienzen mehrerer Welten, verschiedener Seins-Zustände, neu zusammen: aus "Wachen", "Schlaf" und "Traum" und *ist* insofern ein anderer, ist in einer existentiell besonderen Lage.

Die hier beschriebene Weise des "Auftauchens" im Erwachen *zu* etwas stellt Wirklichkeit her und relativiert diese zugleich in ihrem Entstehen. Metaphysik ist dem Menschen insofern wesensnatürlich; und die Wirklichkeits(re)konstruktion, in der wir uns als "Vorkommnisse in der Welt der Dinge" auffassen, ist ein spätes Produkt der intellektuellen Überformung von "Realität". Insofern heißt Erwachen auch, sich von einer Konstrukt-Dingwelt zu verabschieden, mag sie uns auch noch so vertraut erscheinen. Solche Abschiede sind Erwachen – Erwachen in einer veränderten Wirklichkeit.[33] In Dostojewskis Doppelgänger-Roman ist es Goljädkin, der, als er aufwacht, feststellen muss, dass plötzlich alles irgendwie anders ist („Am anderen Tage erwachte Goljädkin wie gewöhnlich um acht Uhr. ... 'Was hat denn das zu bedeuten?' hätte Herr Goljädkin beinahe laut aufgeschrien. 'Was soll denn das heißen?'“). Er erlebt, wie ein zweites Selbst auf ihn zukommt: „Die Haare standen ihm zu Berge und er setzte sich, starr vor Schreck. Dazu hatte er freilich Ursache. Herr Goljädkin erkannte sofort seinen nächtlichen Freund. – Sein nächtlicher Freund aber war niemand anders als er selbst - ja: Herr Goljädkin selbst, ... in jeder Beziehung war er sein eigener Doppelgänger!“[34] Marcel

---

32 Vgl. hier auch Adam in Kleists "Der zerbrochne Krug": "Da ich dem Bett entsteig' ... ich hatte noch das Morgenlied im Munde ... renkt unser Herrgott mir den Fuß schon aus. ... Hab' einen wahren Mordsschlag heut' getan. Ich dacht' es wär ins Grab."

33 Der Zusammenhang zwischen Psychoanalyse und "Erwachen" wird von Emmanuel Lévinas in folgender Weise hergestellt: "Oder diese Erkenntnis [der Interpretationsbedürftigkeit des Seins, Ergänzung durch den Verfasser] lädt den Erkennenden zu einer endlosen Psychoanalyse ein, sie läßt ihn verzweifelt einen wahren Ursprung wenigstens in sich selbst suchen, sie fordert die Anstrengung aufzuwachen." (Totalität und Unendlichkeit, Alber, Freiburg/München 1987, S.86-87)

34 Dostojewskij, F.M.: „Der Doppelgänger“. In: Sämtliche Romane und Novellen Band 2. Insel, Leipzig, 1921

Prousts Roman "Auf der Suche nach der verlorenen Zeit" beginnt ebenfalls mit einem Erwachenserlebnis: "Der Schlafende spannt in einem Kreise um sich den Ablauf der Stunden, die Ordnung der Jahre und der Welten aus. Beim Erwachen orientiert er sich dann nach dem Gefühl an ihnen, er liest in einer Sekunde daraus ab, an welchem Punkt der Erde er sich befindet, wieviel Zeit bis zu seinem Wachsein verflossen ist; doch diese Systeme können sich verwirren und überschneiden. Wenn ihn am Morgen nach einer Spanne der Schlaflosigkeit der Schlummer beim Lesen, in einer anderen als der üblichen Schlafhaltung überfällt, so genügt das Aufheben eines Arms, um die Sonne aufzuhalten oder zurückzustellen, und in der ersten Minute des Erwachens wird er die Stunde nicht mehr wissen, sondern meinen, er habe sich eben erst schlafen gelegt. Wenn er aber in einer noch weniger geeigneten und gewohnten Haltung einschläft, etwa nach dem Abendessen in einem Lehnstuhl sitzend, so wird die Verwirrung der aus ihrer Bahn geschleuderten Welten noch vollkommener, der Zaubersessel trägt ihn in Windeseile durch Zeit und Raum dahin, und in dem Augenblick, da er die Lider öffnet, glaubt er, er habe sich vor Monaten in einer anderen Gegend zur Ruhe begeben. Aber es genügte, dass in meinem eigenen Bett mein Schlaf besonders tief war und meinen Geist völlig entspannte; dann ließ dieser den Lageplan des Ortes fahren, an dem ich eingeschlafen war, und wenn ich mitten in der Nacht erwachte, wußte ich nicht, wo ich mich befand, ja im ersten Augenblick nicht einmal, wer ich war: ich hatte nur in primitivster Form das bloße Seinsgefühl, das ein Tier im Innern verspüren mag: ich war hilfloser ausgesetzt als ein Höhlenmensch; dann aber kam mir die Erinnerung - noch nicht an den Ort, an dem ich mich befand, aber an einige andere Stätten, die ich bewohnt hatte und an denen ich hätte sein können - gleichsam von obenher zu Hilfe, um mich aus dem Nichts zu ziehen, aus dem ich mir selbst nicht hätte heraushelfen können; in einer Sekunde durchlief ich Jahrhunderte der Zivilisation, und aus vagen Bildern von Petroleumlampen und Hemden mit offenen Kragen setzte sich allmählich mein Ich in seinen originalen Zügen wieder von neuem zusammen."[35]

Was geschieht nun aber in diesem Moment der Neu- und Selbstkonstellierung von Subjekten? Welche Prozesse spielen sich ab? Welche "Instanzen" sind am Werke? Derartige szientistische Fragen sind hier zu stellen. Und davon wird das vorliegende Buch zum Teil auch handeln. Aber auch davon, und vielleicht wichtiger: ist das "Erwachen" der einzige Moment, in dem die beschriebene Form grenzgängerischer Selbstkonstellierung sich ereignet? Ist es nicht vielmehr so, dass in diesem Moment nur etwas deutlicher das manifest wird, was sich ununterbrochen

---

[35] Proust, M.: Auf der Suche nach der verlorenen Zeit. Suhrkamp, Frankfurt a.M., 1993

in uns abspielt, wenn wir mental aktiv sind? Sind wir nicht gewissermaßen ständig Erwachende? Sind wir nicht ununterbrochen in dem Zustand der Vermittlung zwischen drei Arten von "Innenwelträumen", der nur im Erwachen deutlich wird (Abb. 11)? Bewegen wir nicht gewissermaßen ständig diesen "Tripel-Punkt" auf der Zeitachse voran, wobei wir uns gänzlich auf die Domäne des "Wach-Bewusstseins" verlassen? Und wenn das so ist, sind wir nicht gleichzeitig – Gott sei dank – auch ständig das Gegenteil von wachbewussten Wesen, nämlich einschlafende, von der Wirklichkeit, ja von uns selbst uns ständig auch Wegbewegende?

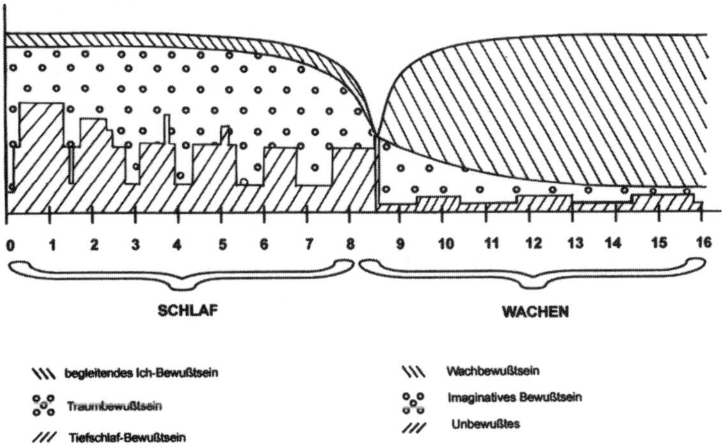

Abb. 11: Hypothetischer zeitlicher Verlauf von drei Komponenten der Bewusstheit im Schlaf und im Wachen.

Im Erwachen halten wir die Welt noch an, oder besser: wir haben sie noch nicht "gestartet". Im Augenblick des Erwachens befinden wir uns in einem zerdehnten Weltmoment: in dieser Sekunde halten wir die Welt, unsere Welt, fest und heben sie zugleich gewissermaßen aus den Angeln. Was hier beschrieben werden soll, und was nur jeder Mensch für sich selbst leisten kann, ist eine subtile Beschreibung dieses Tripel-Punkt-Moments, eines Erwachens, das am präzisesten die Situation erfasst, die existentiell immer in uns vorliegt, der wir aber nicht gewärtig sind. Es geht also um eine Weise der Selbstverständigung, der Selbsterklärung, der Deutung der inneren Situation, in der wir uns vorfinden, respondierend auf die Grundfragen unseres Daseins, die Walker Percy in "Lost in the Cosmos" so formuliert: "Man is a lonely and troubled species, who does not know who he is or what to do with himself, feeling himself somehow different from other creatures, both superior and inferior - superior because, after all, he studies other animals and writes scientific articles about them, and other animals don't study him; inferior because he is not a very good animal, is often stupid, irrational, and self-destructive - and solitary in the Cosmos."[36]

7.2 Freiheit durch Kohärenz

Solches Reifen des Entschlusses durch „Erwachen“ lässt sich bei Schriftstellern in „radikalen Texten“ beschrieben finden wie in den „Nachrichten aus dem Untergrund“ von Dostojewskij oder im „Buch le Grand“ von Heinrich Heine.

In der „Krise“ öffnen sich die Schranken, werden die Filter weit und Schleusen geöffnet, Zensur-Mechanismen geschwächt; der Dialog zwischen Bewusstem und Unbewusstem, Latentem und Faktischem, Möglichkeit und Wirklichkeit, wird eröffnet, es entsteht ein neues Bündnis, eine neue Kohärenz zwischen Bewusstem und Unbewusstem. Aus dieser Kohärenz erst heraus ist Freiheit möglich. Freiheit resultiert aus der Integration des *ganzen* Menschen – daraus, dass nicht nur der Kopf, sondern auch das Herz und der Bauch bei der Entscheidung zugestimmt haben. Kürzlich fragte mich während einer Zugfahrt ein Kollege, ob er eine bestimmte Chefarztstelle antreten und die Hochschulkarriere beenden solle; rational sprach alles für die Chefarztstelle. Ein Akt der Freiheit, so gesehen, wäre es gewesen, die Stelle anzunehmen. Aber ich riet ihm, einige Male um das Gebäude herumzurennen und zu imaginieren, wie er sich im Büro spüren und fühlen würde. Wenn es ihm dabei nicht gut gehe, müsse er die Stelle ablehnen. Nur wenn Kopf und Herz das wollen, kann man den Akt als freiheitlich ansehen. Sonst hat die Pseudo-Rationalität die Person unterdrückt, zum Sklaven gemacht, Unfreiheit erzeugt. Die Freiheitlichkeit von Willensentscheidungen setzt einen gut funktionierenden internen Dialog voraus, eine quasi interne Soziologie, eine Außen-Wirklichkeiten bzw. Außen-Institutionen (Archetypen) des Lebens abbildende, repräsentierende multiple, multimodale interne Wirklichkeit. Ist diese gestört, kann nicht von Freiheit der Wahl, der Entscheidung, gesprochen werden. Dies kann als eine Übersetzung des Buchheimschen Arguments in Neuropsychologie in Tiefen- und Selbstpsychologie verstanden werden insofern, als Freiheit immer als eine Art „sozialer Akt“ zu interpretieren ist.[37]

---

[36] Percy, Walker: Lost in the cosmos. Farrar Straus & Giroux, New York, 1983

[37] Buchheim, Thomas: Persönl. Mitteilung, später „Libertarischer Kompatibilismus. Drei alternative Thesen auf dem Weg zu einem qualitativen Verständnis der menschlichen Freiheit.“ In: F. Hermanni, P. Koslowski (Hrsg.): *Der freie und der unfreie Wille.* Fink, München, 2004

Zeittheoretisch bedeutet dies, dass Menschen, die aus „ihrer Freiheit" heraus handeln, die „mit sich ins Reine" gekommen sind, eine besondere Form der Beziehung zu ihrer Vergangenheit, zur Weise ihres Gewordenseins, entwickeln und aufrechterhalten. Diesen Modus der vergangenheitlichen Selbstvergewisserung nenne ich „vergegenwärtigendes Vergessen". Es ist eine Form des in die eigene Weise des Werdens und Gewordenseins Eindringens, die dem Werdeprozess in seiner Gesamtheit, seinen Zwängen, Traumatisierungen, Beängstigungen und Unvorhersehbarkeiten gerecht wird. Dieser Zustand von Bewusstsein, der erst diesen Ehrentitel verdient und vielleicht am Besten als „Bewusstheit", als „gereiftes" oder „selbstkohärentes" Bewusstsein bezeichnet werden könnte oder müsste, ist die Basis, auf der ein Freiheitsbegriff entwickelt werden kann, der nicht hilflos zwischen kantischer Postulatenmetaphysik und neurobiologischem Determinismus hin- und heroszilliert, sondern ein eigenständiges, gewissermaßen „anthropisches" Gewicht beanspruchen kann.

Die Erreichung eines solchen Zustandes von Bewusstheit entspricht übrigens demjenigen Ziel, das eine angemessene Form von Psychotherapie zu erreichen beansprucht, mit welcher Methode auch immer sie solch ein Ziel zu erreichen vermag.

Wie nun kann man sich einen derartigen therapeutischen Integrationsprozess, diesen Integrationsprozess des bewussten Ich im Hinblick auf das eigene Selbst, dieses Sich-ins-Verhältnis-Setzen des Bewusstseins mit seinem eigenen Leben, seinem Werdeprozess – mit seiner Identität – vorstellen? Die Antwort auf diese Frage ist von zentraler Bedeutung für das vorliegende Thema, denn nur aus einer derartigen Integration heraus ist der Freiheitsbegriff im moralischen Sinne zu denken.

Hier scheint mir nun der entscheidende Punkt zu sein, dass das Selbstbewusstsein seine eigenen, latenten, halb- und vorbewussten – gewissermaßen subliminalen – Anteile, und nach C. G. Jung dessen „Schatten", sich zum Partner macht. Der Ort der Freiheit wäre demnach der Traum; der Traum als „via regia zum Unbewussten" wie Freud sagt, der seelische Ort, in dem die Psyche mit sich selbst in frei gestalterischer Form in Kontakt tritt, verwirft, verwandelt, kreativ Neues hinzuerschafft, eine Weise der Selbst- und Neukonstellierung entwickelt, die die Psyche zu den eigenen höchsten Möglichkeiten vorantreibt. Ich habe dies einmal als „einsichtiges Sich-selbst-Begleiten" bezeichnet. Der Traum und seine Äquivalente, der Tagtraum, die freie Assoziation, die Meditation, die Kontemplation, das sich selbst überlassene freie Reflektieren, das im integrativen Sinne „holistische" – und nicht nur logologische, oder, wie Derrida sagt, „logozentrische" – Denken: dies alles ist der Ort der Freiheit in uns, und dieser Ort wird uns von der Systembiologie, von der Neurobiologie, auch nicht bestritten oder abgeschnitten. Es ist der Ort, an dem wir zu dem werden können, was wir sind, wie Nietzsche sagt, der Ort, in dem wir die „gereifte Entscheidung“, den „gereiften Willen“ wachsen lassen und uns quasi so vorstrukturieren, dass wir davon ausgehen dürfen, dass wir in Libetschen Experimenten nicht von dem uns tragenden System, unserem „Selbst“, vor von uns lediglich noch abzusegnende Entscheidungen gestellt werden, die wir eigentlich ablehnen müssen. Insofern ist der Satz von Prinz: „Wir tun nicht, was wir wollen, sondern wir wollen, was wir tun“ doch wieder im Sinne freiheitlicher Werdeprozesse zu relativieren, etwa wie folgt: „Wir wollen, was wir tun, unter Berücksichtigung dessen, wozu wir uns gemacht haben.“

Hierzu passt die von J. Gray in seinem Buch „Consciousness“ vorgetragene Theorie des Bewusstseins, wonach das Bewusstsein sich evolutiv dadurch entwickelt und stabilisiert hat, dass es als „später Detektor von Fehlern“ fungiert.[38] Nach Gray hat das Phänomen Bewusstsein die Aufgabe, bei Entscheidungen, die ansonsten quasi automatisch neurobiologisch ablaufen, gewissermaßen im letzten Moment zu überprüfen, ob die gebahnte Entscheidung nicht doch fehlerhaft ist. So sagt Gray in seinem Buch „Consciousness - creeping up on the hard problem": "So what survival value can be found for consciousness, within the constraints outlined above? To answer this question I have proposed that consciousness acts as a late detector of error."

[38] Gray, J.: Consciousness – Creeping up on the Hard Problem. Oxford University Press, USA; 1 edition (August 26, 2004)

Neurowissenschaften als Herausforderung für die Psychotherapie[39]

Lindauer Psychotherapiewochen 2001, 23.4.2001

1.0 Einleitung

Das Thema „Seele und Gehirn“ stellt einen faszinierenden Rahmen für eine Psychotherapeuten-Tagung dar, zudem ein sehr aktuelles Thema. So zitierte gestern (21.4.2001) die Zeitung „Die Welt“ den Neurobiologen Wolf Singer: „Letztlich erweist sich auch der freie Wille nur als Konstrukt. Der Mensch handelt nach seiner neurobiologischen Disposition.“ – „Der Wille nur als eine Chimäre?“; Singer: „Tja, die Welt ist halt komplizierter als wir dachten.“

Wäre dies in dieser Form richtig, wären Menschen nichts anderes als Sklaven ihrer Gehirnfunktionen, dann würden wir Psychotherapeuten uns nicht mit Personen beschäftigen, sondern wir wären gewissermaßen nur „Hirn-Dompteure“, wir wären „Um-Programmierer von Gehirnen“. Ist das so? Darauf möchte ich zum Schluss dieser Vorlesung zurückkommen.

Warum sollten Psychotherapeuten sich mit dem Gehirn beschäftigen? Dies ist die ideenleitende Frage meines Vortragstitels, den die Veranstalter mir heute zur Aufgabe gestellt haben. Eine Facette der Antwort könnte das Problem sein: wie erfindet man neue Therapien, z. B. bei Störungen wie der posttraumatischen Stresserkrankung oder bei Borderline-Persönlichkeitsstörungen?

Wenn wir jede Form von Therapie in der Psychiatrie als kreativen Prozess auffassen, dann stellt sich in unserem Zusammenhang die Frage, wie die verschiedenen Ressourcen an psychopathologischem, nosologischem, psychotherapeutischem sowie neurowissenschaftlichem Hintergrundwissen auf den speziellen Fall zu beziehen sind. Dies ist ein „pattern-recognition process“ – ein Mustererkennungsprozess –, bei dem derjenige, der als Therapeut auftritt, stets eine kreative Umsetzung zwischen dem, was „man“ weiß, und den Besonderheiten des kranken Menschen herstellen muss. Dabei denke ich, dass, weil das Hintergrundwissen bei jedem Menschen sehr unterschiedlich ist, es sich lohnt, darüber zu reden, welche bewussten und unbewussten Ressourcen wir dabei mobilisieren (also z. B. auch Hirntheorien). Ich selbst habe besonders intensiv philosophische Konstrukte als ideenleitend hilfreich empfunden, d. h. eine gewisse Anzahl anthropologischer Konzepte über den Menschen und über sein Kranksein.

---

39 Unter Mitarbeit von Detlef Dietrich; siehe auch Dietrich DE: Zur Emotions/Kognitions-Kopplung bei Störungen des Affekts. Monographien aus dem Gesamtgebiete der Psychiatrie. Steinkopff, Darmstadt, 2002

Theorien, auch philosophische, über den Menschen sind aber heute ohne Neurobiologie nicht mehr zu haben. Mich hat einmal eine sehr kluge Philosophin, die sich jahrelang mit Hegels Logik beschäftigt hatte, gefragt: „Ja, Herr Emrich, ich habe da jetzt viele Jahre über Hegel geforscht, aber wie ist es denn in Hinsicht auf die Kognition des Menschen ‚tatsächlich'?" Neurobiologie hat anscheinend mit Tatsächlichkeiten zu tun, die wir für psychotherapeutische Prozesse nutzen wollen; und zwar im Sinne einer Herausforderung der Psychotherapie durch die Neurobiologie. Aber: handelt Neurobiologie denn überhaupt von ‚Tatsachen'? Oder handelt sie nicht eher von Interpretationen von Tatsachen, die wiederum von theoretischen Konstrukten abhängen, d. h. von metaphysischen Vorentscheidungen, Vorannahmen, die z. T. gerade auch von Psychotherapeuten stammen, wenn es um den Bereich des Seelischen geht?

Dies führt zu der hier notwendig werdenden Frage: Welche Art von Neurobiologie ist überhaupt geeignet, als Herausforderung für Psychotherapie zu fungieren? Und welche Art von gebrochenem oder ungebrochenem Verhältnis zwischen Seele und Gehirn kann es geben? (Leib-Seele-Problem: cogitatio / extensio als Dualismus, Descartes) Hier handelt es sich eben nicht um eine Form von Wissenschaft „aus einem Guss", sondern um eine dialogisch-dialektische Form von Wissenschaft im Sinne von Hegel; *und* es handelt sich bei der Art von Neurobiologie, die hier als Partner auftreten kann – dies sei hier im Vorgriff gesagt – um eine nichtreduktionistische System-Neurobiologie. Eine rein molekulare Neurobiologie scheidet also als Dialogpartner von vornherein aus, da es nicht möglich ist, allein mit der Betrachtung von GABA- und Acetylcholin-Molekülen die „Geheimnisse der Seele" zu ergründen.

Bevor man auf einer Tagung über Gehirn und Seele über die scheinbar so lukrativen Herausforderungen der Psychotherapie durch neurobiologische Erkenntnisse sprechen kann, muss man also versuchen, das nicht unproblematische Verhältnis zwischen diesen beiden Konstituenten zu klären; und dies möchte ich in einem Vorspann zunächst zumindest skizzenartig andeuten.

2.0 Zum Leib-Seele-Problem

Inwiefern stellen die Erkenntnisse der gegenwärtigen Neurobiologie Herausforderungen für unser psychotherapeutisches Denken und Handeln dar? Anders formuliert: wie müssen Psychotherapeuten ihre Arbeit konstruieren, um den neurowissenschaftlichen Erkenntnissen gerecht zu werden? Diese Frage scheint auf den ersten Blick nicht ganz legitim zu sein, denn die Systemneurobiologie und das seelische Erleben vollziehen sich auf unterschiedlichen heuristischen Ebenen und der Zusammenhang zwischen Subjektivität, Denken, Wahrnehmen und Fühlen einerseits und Struktur und Funktion des Gehirns andererseits ist nach wie vor nicht nur unverstanden, sondern scheint sich auch unserer Vorstellungskraft zu entziehen, er erscheint als Denkansatz schlichtweg als ein Kategorienfehler. Andererseits hat bereits vor über 100 Jahren Sigmund Freud, indem er neurobiologische Forschungen anstellte, und zwar mit dem Ziel, das psychische Geschehen zu verstehen, die Neurobiologie als Herausforderung erkannt. Er wurde System-Neurobiologe, wovon, als er später Hermeneutiker der Tiefenpsychologie und Schöpfer der Psychoanalyse geworden war, sein „Instanzen-Modell" der Psyche zeugt. Es ging ihm um eine „Topologie der Psyche", eine Art Seelenmechanik, die durch energetische Modelle regelrecht hydraulischer psychischer Kräfte betrieben wurde. Insofern zeugt der Titel meines Referates von der auch heute noch vorhandenen Wirksamkeit dieser Quelle des Neurobiologismus bei Sigmund Freud.

Allerdings stellt die Überwindung des Leib-Seele-Problems, das sich seit Descartes in unveränderter Schärfe stellt, ein anschaulich kaum lösbares Projekt dar, zu dem der große Sprachphilosoph und Erkenntnistheoretiker Ludwig Wittgenstein bemerkte: „Physiologische oder neurologische Ursachen sind bei der Frage nach dem Sinn einer Handlung völlig irrelevant".[40] Hermeneutik wird durch die Neurobiologie nicht ausgehebelt: ein hoher Dopamin-Gehalt im Nucleus niger – von G. Roth als Quelle der Libido charakterisiert – verursacht und verändert nicht die Bedeutung eines Wortes oder einer Geste in einem bestimmten Kontext; wohl aber erhöht er deren Realisationswahrscheinlichkeit.

Psychisches Geschehen, man sprach im 19. Jahrhundert von „Psychismus", und Neurobiologie sind also nicht in „einem Wurf" zu haben; dies bedeutet, dass Betrachtungen über die Herausforderung der Psychotherapie durch neurobiologische Erkenntnisse sich in einer dialektischen Bewegung, in einer doppelläufigen Interaktion bewegen müssen. So hat Immanuel Kant in seiner „Kritik der reinen Vernunft" die kategorialen Bedingungen der Möglichkeit von Selbstbewusstsein, von geistigen Leistungen, von Erkenntnis, zu bestimmen versucht und sich dabei auf die Seite des rein Apriorischen geschlagen. Für Neo-Kantianer gilt es als Verrat am Erbe Kants, wenn man in den Kategorientafeln Restbestände der vorkritischen (quasi „physiologischen") Anthropologie vermutet, die sich auch auf empirische (d. h. nicht-transzendentale) Bedingungen der Möglichkeit von mentalen Leistungen beziehen. Folgt man diesem „idealistischen", diesem „puren" Kantianismus, dann kann es eine Herausforderung der Psychotherapie durch neurobiologische Erkenntnisse eigentlich

40 Wittgenstein, Ludwig: Philosophische Untersuchungen. In: Schriften Bd. , S. 279-544, Suhrkamp, Frankfurt, 1969

gar nicht geben (siehe Wittgenstein). Dies aber würde bedeuten, dass wir in einem strikten Dualismus verharren würden, in einem Zustand der Aporie des Leib-Seele-Dualismus, die zumindest für das Fachgebiet der Psychiatrie völlig unannehmbar ist, da wir als Therapeuten, die zugleich medizinisch am Gehirn und psychotherapeutisch an der Seele orientiert sind, ständig Zusammenhänge zwischen funktioneller Neuropathologie und Neurobiochemie einerseits und Erlebensveränderungen andererseits feststellen können. Dies ist das dualistische Problem; es zeigt, dass es nicht ausreicht, das Gehirn als Ensemble von Repräsentanzen auszuweisen; vielmehr muss, damit es „psychisch" wird, immer der Verweis auf anderes (Brentano sprach von Intentionalität), die Beziehung, die Interaktion hinzutreten. Allerdings ist in dem komplexem dialektischen Wechselverhältnis zwischen Gehirn und Psyche der Satz von Gerhard Roth, dass das Gehirn die Seele „macht"[41], problematisch, denn einerseits erscheint uns das Psychische als etwas Fundamentales, nicht Ableitbares, nicht als ein „Produkt", sondern als etwas genuin „Ontologisches", d. h. es kann nicht von etwas Empirischem wie dem Mechanismus eines Gehirns einfach „hergestellt, gemacht werden", sondern es muss gewissermaßen nur „zurechtgemacht" werden, d. h. unserem Erleben zugänglich gemacht werden. (Gehirne sind in diesem Sinne Katalysatoren, die es uns ermöglichen, zum Seelischen Zugang zu erhalten.) Zum anderen ist das Seelische nicht vom Gehirn allein „zurechtgemacht", denn es ist das Leben selbst, das uns den Zugang zum Seelischen ermöglicht, d. h. nicht nur das Gehirn oder, wie die Neurophilosophen sich einmal ausdachten, das „Hirn im Tank". Vielmehr sind es „Gehirne im Lebensvollzug", in der Realität, in Fleisch und Blut, so wie Aristoteles ganz richtig in seiner großen Vorlesung über das Psychische („peri psychäs") die Seele als das Prinzip des Lebendigen definierte. Lebendig am Lebensvollzug ist nicht das isolierte Gehirn, sondern das Gehirn „im Zusammenhang", das Gehirn im Leben, das Gehirn im Kontext mit Muskeln, Lippen, Eingeweiden, anderen Menschen. Deshalb habe ich als den Ort der Seele nicht das Gehirn selbst, sondern das Martin Bubersche „Zwischen", hier aber nicht das Zwischen zwischen Menschen, sondern – das Zwischen zwischen Gehirn und Leib, Gehirn und physischem Kontakt zur Wirklichkeit als den Ort der Psyche bestimmt.[42] In diesem Sinne haben wir als Therapeuten es nicht mit Gehirnen, sondern mit Personen, mit lebendigen Menschen zu tun; und erst in diesen dann auch mit Gehirnen.

---

41 Roth, Gerhard: Wie das Gehirn die Seele macht. Vortrag 51. Lindauer Psychotherapiewochen 2001

42 vgl. dazu Emrich, H.M.: Das emotionale Selbst im Hinblick auf die Neurotransplantation. Zentralbl. Neurochir. 56 (1995), 196-200

3.0 Übersicht über mögliche Beispiele für Fälle, in denen neurowissenschaftliche systembiologische Erkenntnisse für die Psychotherapie fruchtbar gemacht werden können

Wenn man neurowissenschaftliche Erkenntnisse für psychotherapeutische Fragestellungen nutzbar machen will, so empfiehlt es sich, sich von einem neokantianischen Dogmatismus konzeptuell fernzuhalten und die Gedanken der „genetischen Epistemologie", d. h. der evolutionären Erkenntnistheorie zumindest in pragmatischer Hinsicht insofern ernst zu nehmen, als evolutionäre Mechanismen bei der Entstehung kognitiver Leistungen eine Rolle gespielt haben und somit neurowissenschaftliche Erkenntnisse Auskunft geben können über die Grundlagen des mentalen, des psychischen Lebens. Dies bedeutet dann auch, dass psychotherapeutisches Geschehen auf nutzbringende Weise Anleihe machen kann bei innovativen Konzepten hinsichtlich Konstitution und Prozessierung der dem mentalen Geschehen zugrunde liegenden Vorgänge. Grundlage für ein derartiges Denken scheint mir eine „nicht-reduktive Neurobiologie" zu sein, die ich in folgender Weise begründen möchte: Meines Erachtens lassen sich die philosophischen Probleme im Spannungsfeld zwischen einem kantischen kategorialen Purismus und der evolutionären Erkenntnistheorie nicht wirklich lösen, sondern nur reflektieren und beschreiben. Zwischenstationen dabei sind z. B. der Satz des Kantianers Friedrich Schiller: „Es ist der Geist, der sich den Körper baut"[43], die Kant-Kritik Herders (dargestellt in Hans Adlers Buch „Die Prägnanz des Dunklen"), in der die Auffassung vertreten wird, dass die Philosophie nur idealisierende Abstraktionen des mentalen Geschehens erfasst, das Wesentliche (das Gefühlshafte) aber unberücksichtigt lässt[44]; ferner die Fichtesche Konzeption von Natur als „Widerständigkeit" und vermittelnde Instanz zwischen absolutem Ich und der Konkretion des Lebens (Spontaneität der „Selbstsetzung")[45]; ferner Wittgensteins Sprachphilosophie und schließlich die gegenläufige Neurophilosophie von Patricia Churchland[46].

Um diese Probleme zumindest handhabbar zu machen, muss man die folgende Frage stellen: Wie geht man mit dem Materialismus um, in einer Zeit, in der man neurowissenschaftlich weiß, dass jeder Gedanke und jedes Erleben materiell, strukturell, das Gehirn verändert? Es werden unwiderruflich gewissermaßen „organische Narben" im Zentralnervensystem

---

[43] Schiller. F.: Wallensteins Tod. Reclam, Ditzingen, 1986

[44] Adler, H.: Die Prägnanz des Dunklen. Meiner Felix Verlag, 1990

[45] Fichte, J.G.: Die Bestimmung des Menschen. Reclam, Stuttgart, 1962

[46] Churchland, P.M. and Churchland, P.S.: Could a machine think? Classical AI is unlikely to yield conscious machines; systems that mimic the brain might. Scientific American, 262 (1990)

erzeugt, wenn jemand etwas Schlimmes erlebt, traumatisiert wird. Es stellt sich somit die Frage: was ist in dieser Hinsicht eine „nicht-reduktive Neurobiologie, die sich das mentale Geschehen nicht zum Sklaven, nicht zum „Produkt", sondern zum Partner macht?

Wenn hier von der Herausforderung der Psychotherapie durch die Neurowissenschaften gesprochen wird, dann muss die Neurobiologie durch die Phänomenologie des Psychischen herausgefordert bleiben.

Welches sind nun die Dimensionen, innerhalb denen diese Partnerschaft in der Herausforderung der Psychotherapie durch neurobiologische Erkenntnisse sich zeigen lässt? Es sind:

1. Probleme und Problemlösungen auf dem Gebiet der Zeitphilosophie, letztlich Themen der Neuropsychologie von Erinnerung von Gedächtnis;
2. Fragen nach der Einheit der Person im Sinne einer Neurobiologie der Kohärenzbildung, der Bildung eines zeitübergreifenden Konstruktes von „Identität";
3. die Frage nach den Gefühls-Aspekten der Kognition (inwieweit geht Denken nicht darin auf, Denken zu sein, sondern inwieweit werden Wahrnehmung, Denken, kognitive Repräsentanz immer zugleich auch „gefühlt", mit einem emotionalen Gehalt verbunden? und welche Rolle spielt dieser emotionale Gehalt für das kognitive Dasein des Menschen?);
4. Wie steht es mit einer Neurophilosophie der Willens- und Handlungsfreiheit?
5. Welche Bedeutung hat eine Neurobiologie der Kreativität und Konstruktivität für psychotherapeutische Prozesse? (Hier geht es auch um die Neurobiologie der Neuroplastizität, der Lernfähigkeit adulter kognitiver Strukturen.)
6. Hiermit steht in engem Zusammenhang die Frage, welche Bedeutung die Neurobiologie des „dialogischen Prinzips" im Hinblick auf Zensurmechanismen wie der Verdrängung und Abspaltung, vor allem auch im Hinblick auf „selbsterzeugte Realität" i. S. v. Illusionen und Wahnerzeugung hat.
7. Welche Bedeutung hat die sog. „Chaostheorie", die nicht-lineare Dynamik und „Synergetik" (Haken) für eine nicht-reduktive Neurobiologie?

Alle diese Fragen können hier nicht ausführlich diskutiert, sondern konzeptionell nur angedeutet werden.

3.1 Zur Neurophilosophie der Zeit

Zeitphilosophische Fragen sind für die Psychotherapie deshalb von so großer Bedeutung, weil Psychotherapeuten ihre Patienten im Zustand ihres „Gewordenseins" vorfinden. Menschen müssen sich mit ihren „Werdeprozessen" auseinandersetzen, z. T. mit ihrem Gewordensein abfinden, z. T. dagegen krisenhaft aufbegehren. Psychotherapeuten sind Begleiter dieser Prozesse der Wechselwirkung mit dem Vergangenen und letztlich therapeutischer Prozesse der „Versöhnung", aber auch des kreativen Umschaffens ihrer selbst. Insofern geht es in der Psychotherapie immer auch um die Neurobiologie der „Vergegenwärtigung". Nun sind Gehirne in gewissem Sinne „Zeitmaschinen". Sie lassen uns, wie Marcel Proust, der große französische Romancier des 19. Jahrhunderts gezeigt hat, uns in die Vergangenheit konkret zurückversetzen. Dies ist für Traumaforschung und Traumatherapie von enormer Bedeutung. Es geht um konkrete Kontexte, die erlebt werden können, so wie dies Proust als assoziatives Erleben der Vergangenheit in seinem Roman „Auf der Suche nach der verlorenen Zeit" den Protagonisten anhand eines Kuchenstückes, genannt „Madeleine", aufgelöst in süßem Tee, erleben lässt. Dies führt den Zeitphilosophen Henri Bergson zu dem Gedanken der *durée*, der Vorstellung, die Vergangenheit sei nicht vergangen, dem von dem Berliner Philosophen Michael Theunissen so genannten „Hereinragen der Vergangenheit in die Gegenwart".[47] Die Weise, wie menschliche Gehirne diese Konstitution von Vergegenwärtigen von Vergangenheit ermöglichen, gehört zu den spannendsten Forschungsthemen der kognitiven Neurobiologie und beinhaltet, dass Erinnerung nicht durch das „Abspielen von Festplatten", sondern durch ein konstruktives „Wiedererschaffen der Vergangenheit" i. S. v. Kontextualisierungen erfolgt. Hier geht es letztlich um die Weise, wie neuronale Systeme in der Lage sind, Kontexte, d. h. „Situationen mit Gefühlslagen", Situationen mit Bedeutungsgehalt, zu erzeugen. Der Neurobiologe von der Maalsburg hat einmal darauf hingewiesen, dass Gehirne als Parallelprozessoren eine Art „Signifikanz-Detektorfunktion" aufweisen.[48] Sie sind Signifikanz-Suchmaschinen, eine Art Bedeutungsgeneratoren, die aus dem unendlichen Rauschen der verschiedenen Sinnesdatenlagen „bedeutungsvolle" Zusammenhänge herausfiltern und daraus so etwas wie „Realität konstruieren". Wie geschieht dies? Und wie geschieht dies im Hinblick auf „Vergangenheiten"?

Wie Abb. 12 zeigt, kann man die Lebensgeschichte eines Menschen als Zeitbaum i. S. v. Cramer, nämlich als Entscheidungsbaum darstellen. Die Vergegenwärtigung konstruiert die Erlebnisse zusammen mit den

---

[47] Theunissen, M.: Negative Theologie der Zeit, 1992, (Ref. 26)

[48] von der Maalsburg, Ch., persönl. Mitteilung, 1993

Optionen, die auch hätten eintreten können, aber nicht realisiert wurden. Die schematische Darstellung zeigt den Bereich, der durch Traumatisierung dem Lebens-Entscheidungsbaum entzogen wurde.

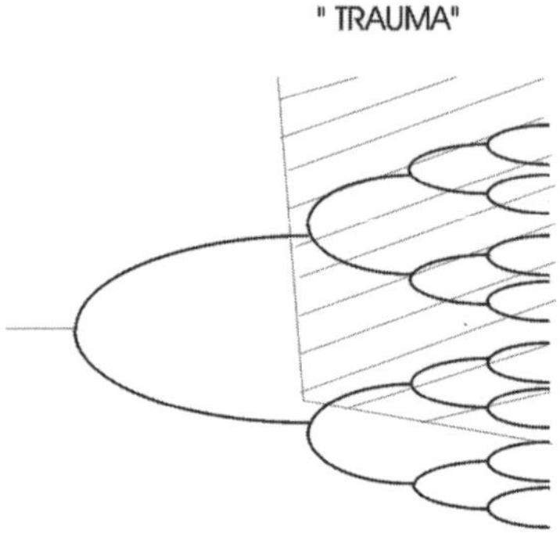

Abb. 12: Schematische Darstellung der Einschränkung der Besetzung von Endzuständen eines evolvierenden nicht-linear dynamischen Systems durch Störungen während der Entwicklung ("Trauma"); modifiziert nach Peitgen (1993)[49].

Zusammen mit meinem Mitarbeiter D. Dietrich habe ich mich nun bemüht, dieses Konzept des Hereinragens der Vergangenheit in die Gegenwart mit objektivierenden neurophysiologischen Methoden zu überprüfen. Der Grundgedanke dabei ist gewesen, dass es möglich sein sollte, mit messenden Verfahren in der Klinik mehr über ein Grundproblem der Psychiatrie, nämlich über die Kognitions-Emotions-Kopplung, zu erfahren. Wie gehen Gedanken und Gefühle miteinander einher? Und umgekehrt? Welche Rolle spielt dabei das Gedächtnis? Aufgrund unserer Studien über die Wirkungen von Antikonvulsiva auf affektive Störungen – insbesondere Manien – sind wir seit langem überzeugt, dass die Affektregulation nicht nur ein subkortikaler, insbesondere hypothalamisch und Hirnstamm-bezogener Prozess ist, sondern dass eine „top-down"-Komponente existiert, d. h. eine Kopplung der Kognition mit der Emotion vom Kortex hin zum limbischen System. Hier spielen als „GATE", als Vermittelungsstruktur, der Hippocampus und die Mandelkerne eine entscheidende Rolle. Die relevante Frage ist jedoch die folgende: Kann man für diese Wahrnehmungs- und Kognitions-Emotions-Kopplung irgendwelche klinisch anwendbaren objektivierenden Parameter finden?

Hier sind wir nun auf den Gedanken gekommen, ein Wortwiedererkennungs-Paradigma einzusetzen, das durch die Arbeitsgruppe um

49 Peitgen, H.-O.: "Fraktale - gezähmtes Chaos". Vortrag: XVI. Deutscher Kongreß für Philosophie, Berlin 20.-24. Sept. 1993

Rugg[50] ausführlich beschrieben ist, und mit unterschiedlich emotional gefärbten semantischen Gehalten zu ko-variieren. Bei diesem Wortwiedererkennungs-Paradigma werden auf einem Bildschirm Wörter präsentiert und aus der abgeleiteten hirnelektrischen Aktivität (EEG) ereigniskorrelierte Potentiale (EKPs) berechnet. Bei Wortwiedererkennung musste ein anderer Knopf gedrückt werden als bei ‚neuen' Wörtern. Die Wörter sind in drei Gruppen gegliedert: mit negativem („sterben"), positivem („küssen") oder neutralem („gehen") Emotionsgehalt.

Es stellt sich nun die Frage: Wie gehen depressive Patienten im Vergleich zu gesunden Kontrollprobanden mit diesem Emotions-Wortwiedererkennungs-Paradigma um?

Abb. 13 zeigt die EKPs für drei Verbentypen bei elf gesunden Kontrollen gemittelt für die Mittellinien-Elektrodenpositionen von frontal nach parietal. Im Frontalbereich bewirken negativ getönte Verben einen stärkeren alt/neu-Effekt als positive Verben und neutrale Verben.

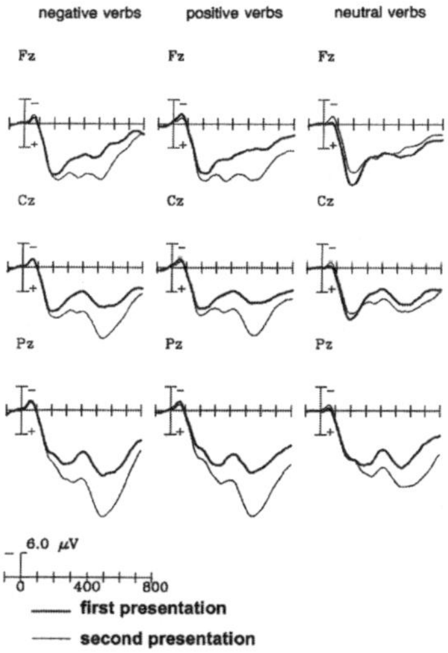

Abb. 13: Grand average (n=11) ERP waveforms to correctly detected first (thick line) and second (thin line) presentations of the words (verbs) for the control subjects. The second presentations of words elicited a more positive waveform starting at about 200 ms after onset of the stimulus. This old/new-effect demonstrated here for the central electrodes (Fz, Cz, Pz) is more pronounced for the presentation of the "emotionally toned" negative and positive words.

50 Rugg MD. Event-related brain potentials dissociate repetition effects of high- and low-frequency words. Memory and Cognition 1990; 18: 367-379

Bei Depressiven ist dieser Effekt nicht mehr vorhanden (Abb. 14).

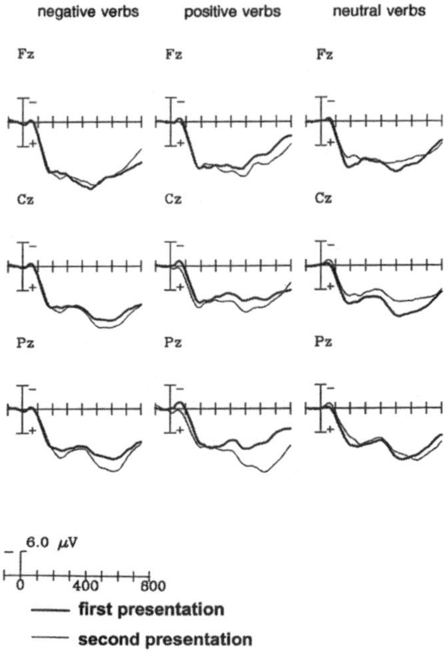

Abb. 14: Grand average (n=9) ERP waveforms to correctly detected first (thick line) and second (thin line) presentations of the words (verbs) for the depressive patients. The old/new effect is significantly reduced compared to the control subjects.

Dies kann man so verstehen, dass das kognitive hippocampale Gedächtnis-System durch das negative Emotions-Gedächtnis so stark vorgebahnt, so sehr *vor*-aufgeladen ist mit negativen Kognitionen und Erinnerungen, dass gewissermaßen kein alt/neu-Effekt mehr auftreten kann; das System ist schon „maximal vor-aufgeladen" mit vorwiegend negativen Kognitionen. Dies wird belegt über die Daten der Erstpräsentation (Abb. 15).

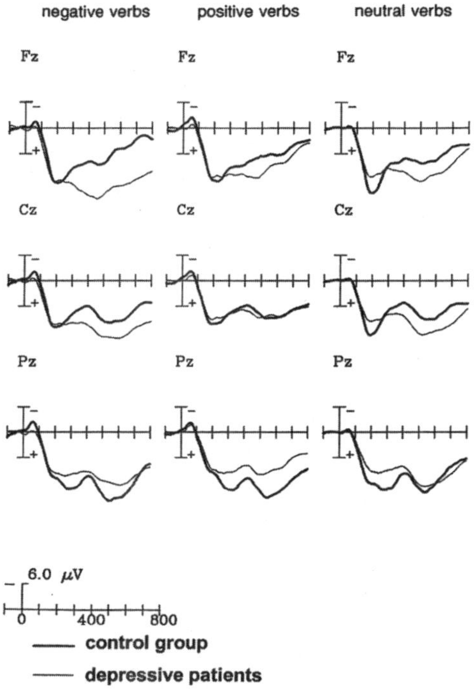

Abb. 15: Grand average ERP´s to correctly detected first presentations of the words only for the control group (n=11; thick line) and for the depressive patients (n=9; thin line).

Die kognitiven Potentiale sind hier so, als wären die negativen Verben schon vorher präsentiert worden. Dies passt zu dem Theunissenschen Konzept des Erdrücktwerdens der Depressiven durch die „Herrschaft der Zeit", d. h. durch das mit negativen Erinnerungen aufgeladene Gedächtnis.

Eine neuropsychologische Realisation dieses abstrakten Schemas ist das von Gray und Rawlins beschriebene hippocampale Comparator-Modell[51], das die folgenden Eigenschaften aufweist: Es wird angenommen, dass die zum limbischen System gehörige Hippocampus-Formation die Funktion einer Art "Plausibilitätskontrolle" dadurch ausübt, dass die aktual einlaufenden Sinnesdaten mit den gespeicherten Regularitäten verglichen werden (Abb. 16).

---

51 Gray & Rawlins, 1986, (Ref. 20)

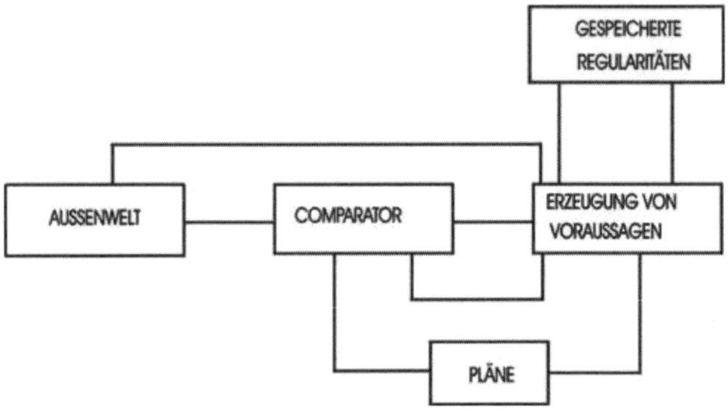

Abb. 16: Schematische Darstellung eines informationsdynamischen Modells der Generierung von Elementarprozessen von Wahrnehmung, wobei zwischen "limbischer" Innenwelt und Sinnesdaten "Übersetzungen" erfolgen (c.f. Emrich, 1994)[52]

Bei Auftreten erheblicher Diskrepanzen kommt es zu einem internen "Alarm", der zu Angstreaktionen und somit zu Bewältigungsstrategien führt. Die Bewältigungsstrategien können nun allerdings auf verschiedenen Ebenen stattfinden. Eine Ebene ist die Veränderung der Optionen des Systems für die Zukunft, eine andere dagegen hat mehr mit der Vergessenstheorie zu tun, nämlich mit der Überarbeitung der mitlaufenden "internen Wirklichkeitsmodelle". Ein Moment des Vergessens liegt bereits in der "selektiven Aufmerksamkeit": es handelt sich um ein Ausblenden der Wahrnehmung von Sinnesdaten, die im Moment weder verdrängt noch abgespalten, sondern erst einmal "beiseite gelassen" werden. Ein stärker in die Vergangenheit zurückgreifender Eingriff in das Verhalten solcher "Comparator-Systeme" ist aber die Umarbeitung des Wirklichkeitsmodells durch eine Art "aktiver Überarbeitung des Gedächtnissystems" – nicht als bewusste Leistung, sondern als komplexe interaktive Leistung zwischen den verschiedenen Instanzen des psychischen Apparates. Hierher gehören die von Freud in der "Psychopathologie des Alltagslebens" beschriebenen Fallbeispiele, z. B. das Vergessen von Eigennamen, wobei diese "Umarbeitung des Gedächtnisses" der Vermeidung einer peinlichen Erinnerung oder der Vermeidung der Aktualisierung eines komplexnahen Konfliktes dient.[53] Hierher gehört die von Theodor Reik beschriebenen Theorie "Über kollektives Vergessen", in der die Vergessensleistung so-

[52] Emrich H.M.: Die Bedeutung des Konstruktivismus für Emotion, Traum und Imagination. In: Neurowolds. Gehirn-Geist-Kultur. J. Fedrowitz, D. Matejowski & G. Kaiser (Hrsg.), Campus Verlag, Frankfurt a.M., 1994

[53] Freud, Sigmund: Psychopathologie des Alltagslebens, Frankfurt, a.M. 1992

wohl einen peinlichen Konflikt zudeckt, als ihn aber auch gleichzeitig aktualisiert.[54]

Wie kann man sich nun – vom Standpunkt eines systemtheoretischen Modells aus – einen derartigen Prozess der bewältigenden Veränderung von Vergangenheit und somit auch einen Prozess des "Vergessens" vorstellen? Wie verhält sich ein solches System in der konkreten Situation, wenn es darum geht, Pläne zu realisieren und diese in eine Vergangenheitsbeziehung zu setzen?

Hier eröffnet sich nun die Möglichkeit der Psychotherapie der inneren Versöhnung, des kreativen Umschaffens der Vergangenheit, d. h. eine rückwärts gerichtete Konstruktivität in der Zeit.

3.2 Zur Neuropsychologie der Angst

Die Neuropsychologie der Angst steht mit den Problemen der „Kontextualisierung", d.h. der Konstituierung von „Situationen" und also auch von „gefährlichen Situationen" in engem Zusammenhang. Hierfür spielt auch die psychische „Narbe" im Sinne der traumatischen Erinnerung eine wesentliche Rolle. In Ingeborg Bachmanns Spätwerk „Todesarten" wird einmal von der „kratzenden Erinnerungsnadel" gesprochen; dabei geht es um eingeschlossene, nicht abrufbare traumatische Erinnerungen, die gewissermaßen in eine „Falle" geraten sind, da sie nicht verbalisierbar sind. Sie entziehen sich einem narrativen Kontext, sind nicht „erzählbar" und bleiben deshalb als „Unübersetzbarkeiten" permanent virulent. Dies stellt eine Gebiet der kognitiven Neurobiologie dar, innerhalb dessen die Beiträge zu neuartigen therapeutischen Konzepten deutlich werden, wie dies z. B. durch die neuen Therapieformen der posttraumatischen Belastungsstörung i. S. v. „eye movement desentisation"-Therapien deutlich wird. Diese wirken dadurch, dass sie es möglich machen, traumatische Erinnerungsbilder in einen neuropsychologischen Grenzbereich zu überführen, von dem aus ein imaginativer Zugang hergestellt werden kann, der es wiederum ermöglicht, das nicht Ausdrückbare schließlich auszudrücken, zu konvertieren und damit zu entmächtigen.[55]

Generell lässt sich sagen, dass die Neurobiologie der Kognitions-Emotions-Kopplung eine solche der „Übersetzung" darstellt. Hier geht es darum, dass Prozesse im Temporallappen, speziell im Bereich der Man-

---

54 Reik, Th. (1920): Über kollektives Vergessen. Internationale Zeitschrift für Psychoanalyse, Jg. 6, 202-215

55 Gast, U., Rodewald, F., Kersting, A., Emrich H.M.: Diagnostik und Therapie dissoziativer (Identitäts-) Störungen. Psychotherapeut 2001; 46: 289-300

delkerne (Amygdala), wie Aggleton und Mishkin gezeigt haben[56], als „Eintrittspforten" für limbische Subsysteme fungieren, wobei bestimmte Wahrnehmungs-Assoziationen aus kortikalen Arealen input-Funktion ausüben und zu kohärenten Mustern im limbischen System führen. Bei Patienten mit manisch-depressiver Erkrankung scheint es nun so zu sein, dass diese „gating-Funktion" funktionelle Störungen aufweist, die zu überschießenden Gefühlsbeimengungen in Bezug auf kognitive oder Wahrnehmungs-Signale führen, sei es in Form manischer Übererregtheit, sei es in Form depressiver Verstimmungen. Therapeutisches Einwirken mit medikamentösen Methoden, wie z. B. Antikonvulsiva, kann hier stabilisierend wirken. Für die Psychotherapie besteht die Herausforderung darin, Methoden zu entwickeln, die ähnliche stabilisierende Wirkungen auf die Kognitions-Emotions-Kopplung bewirken, wie man dies beispielsweise bei Gewalt-Deeskalationstrainingsmethoden (Soteria-Konzept) versucht.[57]

3.3 Zur Neurobiologie dissoziativer Zustände

In der gegenwärtigen Systemneurobiologie wird das Zentralnervensystem des Menschen nicht im Wesentlichen als ein „Auswerteapparat" äußerer Daten interpretiert, sondern als ein intern dialogisch funktionierendes wirklichkeitsschaffendes System. Darunter ist zu verstehen, dass das Zentralnervensystem aktiv Wirklichkeitshypothesen an mögliche Systemzustände heranträgt und diese evaluiert bzw. falsifiziert. Ausschlaggebend ist nicht das äußere Geschehen, sondern das innere Geschehen, das der Neurobiologe Heisenberg aus Würzburg als „initiale Aktivität" bezeichnet.[58] Das Gehirn schafft sich gewissermaßen selber die Situation, die es dann mit verschiedenen Falsifizierungsparadigmen evaluiert, um daraus dann eine selbstkonstruierte „Wirklichkeit" zu generieren. Diese Konstruktivität von Gehirnen, wie sie insbesondere von Gerhard Roth herausgearbeitet wurde, ist ausschlaggebend dafür, dass im Rahmen von psychotherapeutischen Prozessen Kreativität dazu führen kann, dass Menschen, wie die Philosophen dies nennen, „sich zu sich selbst machen können". Im Sinne von Dieter Henrichs Gedanken der „Selbstverhältnisse"

---

56 Aggleton, J.P. and Mishkin, M. (1986): The Amygdala: Sensory gateway to the emotions. In: Emotion. Theory, Research and Experience, Vol. 3. Plutchik, R. and Kellermann, H. (Ed.). Academic Press, Orlando

57 Kroll, B., Machleidt, W., Debus, St., Stigler, M.: Auswirkungen der Soteria-Idee in Deutschland und Österreich. In: L. Ciompi, H. Hoffmann, M. Broccard (Hrsg.), *Wie wirkt Soteria? EIne atypische Schizophreniebehandlung kritisch durchleuchtet.* Bern-Göttingen-Toronto-Seattle, Huber, 2001

58 Heisenberg 1990 (Ref. 5)

werden einerseits Menschen passiv zu dem gemacht, was im Leben gewissermaßen „auf sie zukommt“[59]; andererseits ist es aber so, dass, wie Friedrich Nietzsche sagt, die Werdeprozesse etwas Aktives enthalten im Sinne seiner Aufforderung: „Werde, der du bist“.[60]

Die Selbsterfahrungen des menschlichen Geistes veranlassen uns zu der Vermutung, dass unser seelisch-geistiges Leben gewissermaßen „nicht aus einem Guss“ ist. Vielmehr sind es heterogene Vorgänge in uns. Ein besonderes, in sich widersprüchliches, quasi „dialektisches“ Kräftespiel von Wahrnehmen, Fühlen und Denken vollzieht sich in uns. Die daraus resultierenden Störbarkeiten werden von Psychotherapeuten und Psychiatern als „Krankheiten“ klassifiziert und behandelt.

Für eine Theorie der Psychose relevant sind in diesem Sinne einander gegenläufige neuronale Prozesse des sog. „top-down“- bzw. des diesem entgegen gesetzten “bottom-up-processings“. Auf der einen Seite sind es Prozesse der Konzeptualisierung von “neuronaler Wirklichkeit”, auf der anderen Seite sind es Prozesse “abbildender” (datenauswertender) neuronaler Realität. In diesem Sinne stehen in uns wirklichkeitsschaffende Kräfte mit den Prozessen der realistischen Abbildung, der Datenauswertung, in einander ergänzendem Austausch. Philosophisch gesprochen: Aspekte von Möglichkeit versus Wirklichkeit, Aspekte von Phantasie versus Realität des „Hier und Jetzt“. In der Neurobiologie werden diese Vorgänge z. B. von dem Neuropsychologen Desimone bestimmten kortikalen Aktivitäten zugeordnet, wie dies in Abb. 17 zu ersehen ist.

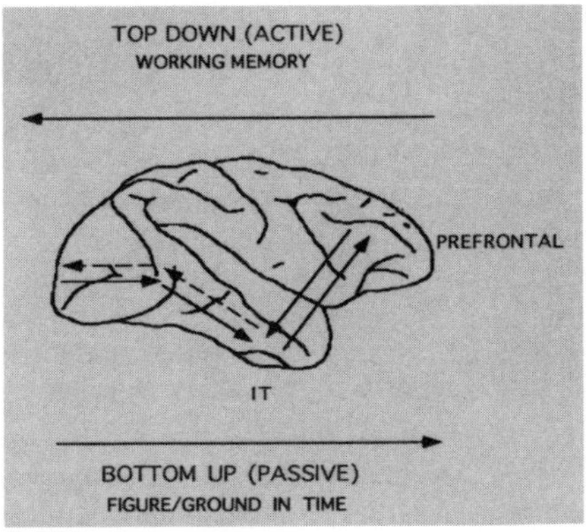

Abb. 17: Schema der Überlagerung von Konzeptualisierung (Top-down) und Sinnesdatenauswertung (Bottom-up) im Gehirn (nach Desimone 1995).

59 Henrich, D.: Selbstverhältnisse. Reclam, Stuttgart (1982)
60 Nietzsche, F.: Wie man wird, was man ist. Insel Verlag, Frankfurt a.M., 1988

Aus evolutionärer Perspektive ist es sinnvoll anzunehmen, dass insbesondere der präfrontale Cortex einen Bereich sehr intensiver „Encephalisation" darstellt, von dem die Evolutionsbiologen annehmen, dass er vom Riechhirn („Rhin-Encephalon") abstammt, und somit einen engen Bezug hat zu dem Phänomen des auf den Saugreflex bezogenen, riechenden Erkundens der Mutterbrust und dem damit in Verbindung stehenden „Belohnersystem". Das auf diese Weise möglich gewordene kreative, gefühlsbezogene Erschaffen neuer Wirklichkeiten ist ein Phänomen, das den präfrontalen Kortex auszeichnet. Es ist vielleicht kein Zufall, dass man vor kurzem herausfand, dass auch beim Erwachsenen noch in diesem Areal vermehrungsfähige Stammzellen vorhanden sind, die für Prozesse besonders aktiver Neuroplastizität funktionell bedeutungsvoll sein dürften.

Die von mir in den letzten Jahren vorgeschlagene „Systemtheorie der Psychose" geht davon aus, dass die Wechselwirkung zwischen Konzeptualisierung und Wirklichkeitsabbildung bei psychotischen Dekompensationen in der Weise gestört ist, dass innere „Zensurmechanismen" gestört sind, was zu einer internen Dekompensation der „Kohärenzleistung" des Systems führt. Bevor ich die wesentlichen Züge dieser Konzeption darlege, möchte ich kurz die Frage stellen: Warum macht es Sinn, von einer „Systemtheorie der Psychose" zu reden? Krankheiten können durch molekulare Defekte, organische Erkrankungen, Infektionskrankheiten, funktionelle Störungen etc. hervorgerufen worden sein. Wie kommt es hier zum Begriff des „Systems"? Die Grundüberlegung liegt hier darin, dass die Psychose gewissermaßen „in uns eingebaut" ist, also einen evolutionären Aspekt hat insofern, als die psychotische Dekompensation auf eine regelrecht „vorprogrammierte Weise" durch eine Vielzahl verschiedener Noxen ausgelöst werden kann. Mit anderen Worten: es ist letztlich eine unter vielen anderen Bedingungen evolutiv sinnvolle „Systemschwäche", die zur Psychose führt; und dieser sozusagen „formale" bzw. „schematische" Aspekt soll durch den Begriff der „Systemtheorie der Psychose" angedeutet werden. Was aber ist der Inhalt dieser Theorie?

3.3.1 Zur Neuropsychologie von Psychosen

In der neueren Literatur zur biologischen Psychiatrie der Schizophrenie wird in zunehmendem Maße deutlich, dass der Pathogenese der psychischen Erkrankungen zwar variable neuroanatomische Abnormitäten des Zentralnervensystems zugeordnet werden können, die man zusammenfassend als „dysontogenetische" Störungen des Zentralnervensystems auffassen kann, dass aber ein distinkter neurochemischer Defekt eines Transmittersystems, wie z. B. des dopaminergen Systems, bisher nicht nachweisbar ist. Die derzeitige Theorienbildung im Bereich der Schizophrenieforschung muss somit davon ausgehen, dass der Schizophrenie eine „Systemschwäche“ in dem Sinne zugrunde liegt, dass es Imbalancen zwischen verschiedenen neuronalen Systemen im Zentralnervensystem gibt. Diese Imbalancen sind dadurch zu charakterisieren, dass unter „Normalbedingungen“ das Gesamtsystem noch einigermaßen normal funktioniert und die Systemschwäche noch kompensiert werden kann, dass aber bei „Belastung“, z. B. durch Stress, in Form von unvorhergesehenen Veränderungen psychologischer Faktoren und/oder von Umweltbedingungen, ein Systemzusammenbruch insofern hervorgerufen wird, als das „schwächste Glied des Systems“ dann überfordert ist. Dieses Konzept ist als systemtheoretisches Äquivalent der „Vulnerabilität“ zu betrachten. Eine detaillierte neuroanatomische Analyse der bei Schizophrenien im Zentralnervensystem auftretenden neuronalen Imbalancen ist derzeit wegen der noch sehr lückenhaften Kenntnisse über die funktionelle Mikroanatomie des menschlichen Gehirns nicht möglich. Wohl aber erscheint es sinnvoll, nach den möglichen funktionellen Grundprinzipien zu fragen, denen die bisher bekannten klinischen Befunde systemtheoretisch entsprechen, und diese im Hinblick sowohl auf eine Theoriebildung der Psychose als auch unter der Perspektive der Therapie zu analysieren.[61]

3.3.2 Störung der Wahrnehmung stereoskopischer Invertbilder als Indikator der Psychose

Im Folgenden wird eine Methode vorgestellt, mit der das Drei-Komponenten-Konzept der Pathogenese psychotischer Wahrnehmung experimentell überprüft werden kann.

Das Phänomen der Wahrnehmung stereoskopischer Invertbilder kann auf eindrucksvolle Weise durch die Betrachtung dreidimensionaler Hohlmasken von menschlichen Gesichtern demonstriert werden, wie sie z. B. in Disneyland in Kalifornien im „Haunted Mansion““ zu beobachten sind. Dabei werden dreidimensionale Hohlmasken als normale menschliche Gesichter wahrgenommen, bei denen beim Hin- und Hergehen vor der Maske wegen der perspektivischen Veränderung die Illusion entsteht, dass sich die wahrgenommenen Köpfe jeweils mit dem Beobachter mitdrehen. Die Invert-Wahrnehmungs-Illusion kommt dabei dadurch zustande, dass das menschliche Gehirn bestimmte Hypothesen über die dreidimensionale Struktur von Objekten zu testen und diese mit den retinalen Sinnesdaten zu vergleichen pflegt. Das Sehen von Invertbildern tritt nur dann auf, wenn der semantische Gehalt des gesehenen Objekts mit

61 An dieser Stelle verweise ich auf die Drei-Komponenten-Hypothese der Pathogenese psychotischer Wahrnehmung. (siehe Emrich, H.M.: Psychiatrische Anthropologie, 2008 (Ref. 16))

überwältigender Wahrscheinlichkeit nur in invertierter Form sinnvoll interpretiert werden kann. Offensichtlich korrigieren und modifizieren die mentalen Konzepte („ratiomorpher Apparat"), in Form von Vorurteilen, die Sinnesdaten in einem kritischen Interaktionsprozess, der letztlich zur bewussten Sinneswahrnehmung führt. Dieser Interaktionsprozess ist nach der vorliegenden Hypothese bei schizophrenen Psychosen (und, nebenbei bemerkt, auch bei Modellpsychosen) insofern gestört, als die Korrektursysteme nur unvollständig funktionieren. Es ist somit zu erwarten, dass bei schizophrenen Patienten eine Abnormität der Wahrnehmung von Invertbildern in dem Sinne auftreten sollte, dass wegen der Unvollständigkeit der „Zensur" in verstärktem Maße Hohlmasken gesehen werden, wenn stereoskopisch invertierte, semantisch relevante Objekte vorgeführt werden, dass also die Illusion eines Normalgesichtes nur unvollständig oder gar nicht auftreten sollte. Im Rahmen experimenteller Untersuchungen unter Verwendung eines stereoskopischen Projektionssystems, das mit linear polarisiertem Licht arbeitet, wurde bei schizophrenen Patienten gefunden, dass sie im Vergleich zu gesunden Kontrollprobanden erhebliche Unterschiede der Wahrnehmung stereoskopischer Invertbilder zeigten. Auch Normalprobanden zeigten unter Einwirkung des Cannabinoid-Psychedelicums THC analoge Effekte.[62]

3.3.3 Zur Bedingung der Möglichkeit von „Neurophilosophie"

Wittgenstein hat in seinem „Blauen Buch" an einer Stelle die Frage nach der „Bedeutung von Bedeutung" so formuliert, dass es Begriffe gibt, wie den Begriff der Bedeutung, der Zahl Eins und andere, die in uns eine tiefe Verunsicherung auslösen: wir spüren, dass wir auf etwas zeigen sollten und dass wir gleichwohl nicht in der Lage sind, dies zu tun: "Die Fragen "was ist Länge?", "was ist Bedeutung?", "was ist die Zahl Eins?" etc. verursachen uns einen geistigen Krampf. Wir spüren, dass wir auf nichts zeigen können, um sie zu beantworten, und dass wir gleichwohl auf etwas zeigen sollten. ... Denn sicherlich musst du, um die Bedeutung von "Bedeutung" zu verstehen, auch die Bedeutung von "Erklärung der Bedeutung" verstehen."[63]

Bei den philosophischen Reflexionen geht es um derartige einen „geistigen Krampf" auslösende geistige Inhalte, mit denen wir zwar stets in Umgang uns befinden, die wir aber nicht ohne weiteres konkretisieren können. Schopenhauer hat einmal über die Philosophie der Zeit gesagt:

---

62 Emrich, H.M.: Psychiatrische Anthropologie, 2008 (Ref. 16)

63 Wittgenstein, L.: Werkausgabe in 8 Bänden, Bd. 5: Das Blaue Buch. Suhrkamp, Frankfurt/M. (1984)

„Vor Kant waren wir in der Zeit, seit Kant ist sie in uns".[64] Die „kopernikanische Wende", die mit Kant einsetzt, wird auch als „Subjektivismus" bezeichnet. Sie bedeutet, dass kategoriale Bestimmungen als Wesensbestimmungen des Menschen interpretiert werden, so dass dann in neurobiologischer Hinsicht die Frage gestellt werden kann: Wie macht es das Gehirn, dass wir Zeitlichkeit und Räumlichkeit erleben? Wie kommen die kantischen Anschauungsformen von Raum und Zeit zustande? Die philosophische Disziplin, die sich in dieser Hinsicht entwickelt hat, heißt „genetische Epistemologie", d. h. evolutionäre Erkenntnistheorie im Sinne des Braunschweiger Philosophen Vollmer.[65] Nach dieser Auffassung ist es so, dass die Kategorien, in denen wir denken, nicht „vom Himmel gefallen" sind, sondern vielmehr evolutionär in der kognitiven Evolution des Menschen sich entwickelt haben, weil es sich dabei um kognitive Strukturen handelt, die bei der Beschreibung der Außenwirklichkeit Selektionsvorteile geboten haben. In der Denkstruktur des Menschen ist also gewissermaßen die kognitive Evolution von Jahrmillionen eingeschrieben. Evolutionsbiologie des Menschen im Sinne dieses Vortrages würde dann also heißen, nicht nur das psychotische Gehirn in seinem aktuellen Sosein zu verstehen, sondern dieses wiederum zu interpretieren im Hinblick auf die gesamte Strecke seiner biologisch kognitiven Werdeprozesse; und Neurophilosophie in diesem Sinne wäre ein Projekt der Darlegung nicht der apriorischen – wie bei Kant – sondern der aposteriorischen, d. h. empirischen Bedingung der Möglichkeit von Erkenntnis. Hier stellen sich zwei Fragen:

1. Ist ein derartiges Projekt möglich?
2. Ist ein solches Projekt sinnvoll?

Zur ersten Fragen möchte ich formulieren, dass ich denke, dass die Neurokognition ein sich derzeit soeben erst entwickelndes, sehr junges Wissenschaftsgebiet ist, dessen Ressourcen und Chancen noch schwer abschätzbar sind. Neurokognition ist ein Zukunftsthema, bei dem die Schwierigkeit in der Überwindung des Hirn-Geist-Problems liegt. Diese Art von Dualismus ist bisher nicht überwunden worden; es gibt zwar eine Fülle von Konzepten, wie man mit dem Dualismus nicht-reduktiv umgehen kann, die Klippe als solche bleibt aber vorerst erhalten. Die zweite Frage, wie sinnvoll Neurophilosophie tatsächlich ist, hängt mit der Art und Weise zusammen, wie Menschen mit reduktiven Theorien umgehen.

64 Schopenhauer, A.: Die Welt als Wille und Vorstellung. Insel, Frankfurt, 1987

65 Vollmer G. Evolutionäre Erkenntnistheorie : angeborene Erkenntnisstrukturen im Kontext von Biologie, Psychologie, Linguistik, Philosophie und Wissenschaftstheorie. Stuttgart: Hirzel 1990

Solange Neurophilosophie nicht verwendet wird, um alle durch diese nicht lösbaren Fragen als Scheinfragen wegzueskamotieren, wie dies beispielsweise der Wiener Kreis im Sinne von Carnaps Kritik an Heidegger[66] versucht hat, kann Neurophilosophie als eine Partialwissenschaft durchaus sinnvoll sein.

3.3.4 Evolutionäre Aspekte einer Systemtheorie der Psychose

Worin liegt nun aber der evolutionäre Aspekt der hier skizzierten Psychosetheorie? Am Anfang dieses Kapitels steht eine Vermutung, nämlich der Verdacht, dass Schizophrenie etwas mit der Evolution von Selbst-Bewusstsein zu tun hat. Wie ist Selbst-Bewusstsein evolviert und warum ist dessen Störbarkeit ein Ort für das psychotische Geschehen? Im Folgenden geht es also um die Frage nach dem Zusammenhang Bewusstseinsevolution und Psychose. Am Symposiumsband zum 75. Geburtstag von Prof. Ploog äußerte ich einst die Vermutung, dass die Kreativität in der Psychose eine spezifische Form des evolutionären Ausdrucks der Menschwerdung bedeutet und dass es deshalb nicht überraschend sei, dass wir Psychosen zwar beim Menschen, nicht aber bei Tieren vorfinden. Es handelt sich bei der Psychose also um ein anthropologisches Problem: was macht den Menschen zum Menschen und hat die Entstehung einer Disposition zur Psychose einen evolutionären Sinn? Immerhin leiden etwa 1% der Weltbevölkerung in allen Kulturen relativ uniform unter schizophreniformen Psychosen. Somit liegt der Verdacht nahe, dass die Disposition zur Psychose einen Selektionsvorteil gehabt haben muss (sonst wäre die entsprechende genetische Ladung nicht so ungewöhnlich stark). Herr Dr. Reichholf sagt im Schlusskapitel seines Buches „Der schöpferische Impuls“: „Mit der Entwicklung des Geistes tauchte . . . eine neue, nein, eine gänzlich neuartige Größe in der Evolution auf. Sie ist zum Träger der sich überstürzenden kulturellen Evolution geworden, bei der Veränderungszeiten nicht mehr nach Jahrmillionen bemessen werden, sondern nach Jahrhunderten, Jahren und Tagen.“[67] Die herausfordernde Frage für den Psychiater lautet nun wie folgt: welcher Aspekt dieser geistigen Evolution steht mit der Genese der Psychose in einer Art „untergründiger Verbindung“? Anthony Stevens & John Price schreiben in ihrem Buch über evolutionäre Aspekte der Psychiatrie unter dem Titel „Evolutionary

---

66 vgl. Bachmann I: Die kritische Aufnahme der Existentialphilosophie Martin Heideggers. (Dissertation Wien 1949) / Ingeborg Bachmann. ... Hrsg. von Robert Pichl. Mit einem Nachw. von Friedrich Wallner. Piper, München, 1985

67 Reichholf JH. Der schöpferische Impuls. München: Dtv 1994

Psychiatry – a new Beginning“[68], dass zur Schizophrenie disponierende Aspekte mit der sozialen Wechselwirkung innerhalb von sozialen Gruppenkontexten zu tun haben, wobei einige zu schizotypischen charismatischen Führern, andere dagegen zu manifest gestörten einsamen schizoid lebenden psychotisch Kranken werden. Die soziale Herausforderung, die für die Individuen hier besteht, wird von den Autoren unter dem Kapitel „Group splitting and group selection“, Gruppenspaltung und Gruppenselektion, abgehandelt. Bei den Prozessen dieser Dimension geht es für die Autoren um eine „hedonic competition“, von der angenommen wird, sie sei eine spezifisch menschliche Form der intrasexuellen Selektion. Die Autoren schreiben: „For the first time in evolutionary history, competition between rivals is decided, not by physical conflict between the rivals themselves, but through evaluation by third parties. This represents a revolutionary change in the whole selection process, because the *criteria* for selection (that is, the criteria on which the third party evaluation is based) are *culturally* determined. This allows new criteria for selection to emerge, for when groups with different criteria go to war with one another, it will lead to rapid selection of those criteria sets which promote greater group efficiency. This new form of selection, which maybe called **externally mediated sexual selection**, represents the most radical development in the evolutionary process since sexual selection itself emerged partially to replace natural selection as the main evolutionary agent.”[69]

Was die Autoren hier vorschlagen ist noch keine wirklich ausgearbeitete Theorie, aber eine spannende Andeutung einer Hypothese, die ich an dieser Stelle kurz weiterentwickeln möchte. Im Nachrichtenmagazin „Der Spiegel“ stand vor einigen Jahren einmal der schöne Satz: „Kultur wurde von Männern erfunden, um Frauen rumzukriegen. Wie lässt sich diese Art von hedonischer Rivalität sich in evolutionsbiologischer Hinsicht deuten und auf das Schizophrenie-Problem beziehen? Mein Vorschlag in dieser Hinsicht bezieht sich auf die Vermutung, dass ein wesentliches Paradigma zum Verständnis dieser hedonischen Kompetition das von René Girard vorgeschlagene Modell der „mimetischen Koppelung“ darstellt.[70] Girard, ursprünglich ein Literaturhistoriker, der sich insbesondere für französische Romane des 19. Jahrhunderts interessierte, hat ein Modell der mimetischen Kopplung zwischen Gruppenmitgliedern in dem Sinne vorgeschlagen, dass Menschen einander nicht so sehr in ihrem Verhalten, den Spielregeln und Attitüden, kopieren – dies tun sie sicherlich auch –, sondern dass es in erster Linie die Wünsche sind, die Menschen voneinander

---

[68] Stevens, Anthony / Price, John: *Evolutionary Psychiatry – a new Beginning*, 1996, S. 152 ff.

[69] Stevens, Anthony / Price, John, 1996 (Ref. 68)

[70] Girard, R.: Das Heilige und die Gewalt. Fischer Verlag, Frankfurt a.M., 1992

ablesen und dass hieraus sich die Möglichkeit ergibt, dass Menschen, und zwar durch das Nachvollziehen, das Nachleben und Erleben von Wünschen und deren Erfüllungen (bzw. auch des Scheiterns), es lernen, sich in andere hineinzuversetzen, Innenperspektiven von anderen kennenzulernen, d. h. Zugang zu haben zum Phänomen der „Empathie". Wenn Menschen auf diesem Wege also Wesen sind, die erfahren, wie es im Inneren des anderen aussieht, dann hat dies enorme Konsequenzen für die Frage nach der Evolution von so etwas wie „Selbstbewusstsein". Vor etwa 25 Jahren hat der New Yorker Philosoph Thomas Nagel viel Aufsehen erregt mit dem Aufsatz: „Wie ist es, eine Fledermaus zu sein?"[71] Der Würzburger Neurobiologe Martin Heisenberg hat hierzu eine sehr kluge Bemerkung gemacht in dem Sinne, dass er zeigte, dass das empathische sich Hineinversetzen in das Anderssein des Anderen letztlich dazu führt, dass Subjekte herausfinden, was es heißt, sie selbst zu sein.[72] Empathie als Quelle von Selbstwissen.

Das Wissen um die bloße Möglichkeit einer derartigen mimetischen Kopplung verdankt man neueren Erkenntnissen der neurobiologischen Grundlagenforschung der letzten Jahre, in denen die sog. „Spiegelneuronen" beschrieben wurden. Spiegelneuronen sind Neuronenpopulationen, die die Eigenschaft haben, durch Wahrnehmungsprozesse charakterisiertes Verhalten „spiegelbildlich" unmittelbar zu imitieren und auf der motorischen Seite zu exprimieren.

Ein derartiges Konzept wird besonders stark untermauert durch die Bewusstseinstheorie des Anthropologen Eugene Webb aus Seattle, der davon ausgeht, dass gerade das Nachvollziehen des Fremdpsychischen in der Wunschkopplung deshalb zum Selbstbewusstsein führt, weil es Prozesse des Scheiterns gibt, nämlich Prozesse, in denen das Nachvollziehen der Wünsche anderer bei den betreffenden Subjekten zu Gefühlen des Schalseins, der fehlenden Erfüllung, der Enttäuschung führen. Nach Webb ist gerade diese Enttäuschung, das Scheitern der Wunschkopplung, der Kristallisationspunkt der subjektiven Erfahrung des „Selbstseins", des Andersseins, des Ausgegrenztseins, also – wenn man so will – einer spezifischen Form vom Schizoidie, von Abspaltung.[73]

Versuchen wir uns einmal vorzustellen, welche gemeinsame Konzeption sich aus den Ansätzen von Stevens und Price, von Girard und Webb ergibt: Wir haben eine Grundsituation der gefühlshaften Imitation inner-

---

71 Nagel, T.: What is it like to be a bat? Philosophical Rev. 83: pp. 435-450 (1974). (Deutsche Übersetzung: Wie ist es, eine Fledermaus zu sein? In: Analytische Philosophie des Geistes. P. Bieri (Hrsg.). Hain Verlag, Königstein/Ts., S. 261-275 (1981)

72 M. Heisenberg, persönl. Mitteilung

73 Webb, E.: „Mimesis, Evolution, and Differentiation of Consciousness", Paragrana 4 (2) (1995), S. 151-165

halb einer Gruppe, in der die mimetische Wunschkopplung eine Gruppenkohärenz erzeugt mit hedonischer Rivalität zwischen den gleichgeschlechtlichen Gruppenteilnehmern, wobei es zu kultureller Evolution und intersubjektivem Austausch und zu Abgrenzungsphänomenen kommt. Hier werden hierarchische Stufenleitern erzeugt, wie Stevens und Price sie beschreiben mit dem Satz: „That group members can discuss one another, means that they can readily allocate favourable or unfavourable reputations, granting high rank to those who are competent and public spirited as well as identifying and eliminating free-riders."[74] Die sehr elaborierten, komplexen und gefühlshaften geistig-seelischen Eigenschaften von Empathie, kultureller Rangordnung und Abgrenzung subjektiver Identität gehen mit Störbarkeiten einher, wie wir sie tatsächlich in der Psychopathologie der Schizophrenie finden: Störungen einer Art inneren Wissens um den Anderen führen nicht nur zum Selbstbewusstsein, sondern ebenso zu dessen Gefährdung im Sinne von Störungen der Ich-Umweltgrenzen. Die Störungen der „kreativen Empathie“ durch fehlende interne „Zensur“ und Wirklichkeitsanpassung führen zu Größenideen, zu Unangepasstheiten der empathischen intersubjektiven Bezüge, damit zu Wahn-Wahrnehmungen, zu gefühlshafter Überladung der intersubjektiven Beziehungen im Sinne von wahnhaften Umdeutungen (andere Menschen werden z. B. als besessen, als verhext interpretiert), und führen letztlich zum Phänomen der Gedankenausbreitung, der Gedankeneingebung, zu Beziehungsideen und schließlich deren Kompensation, dem autistischen Rückzug.

Zusammenfassend lässt sich sagen, dass die systemtheoretische wahrnehmungspsychologische Konzeption der Psychose im Sinne des internen Zensurstörungsmodells sich beziehen lässt auf eine evolutionäre Theorie der Psychose, wie sie bei Stevens und Price entwickelt worden ist, und sich mit Aspekten der Mimesistheorie von Girard verbinden lässt, vor allem in ihrer prononcierten Weiterentwicklung durch Eugene Webb. Eine derartige evolutionstheoretische Konzeption der Psychose ist in aufregender Weise zugleich eine evolutionstheoretische Aussage über die Evolution des Bewusstseins.

4.0 Schluss

Einige von Ihnen haben vermutlich in dem Nachrichtenmagazin „Der Spiegel“ vor einigen Monaten ein Interview mit dem Neurobiologen Wolf Singer gelesen, in dem er dem Menschen den freien Willen absprach.

---

[74] Stevens, Anthony / Price, John: 1996 (Ref. 68)

Nun hat schon Immanuel Kant dargelegt, dass sich die Freiheit des menschlichen Willens nie beweisen lassen wird. Allerdings sei der freie Wille ein unverzichtbares Postulat als Bedingung der Möglichkeit von Moralität. In meiner Antwort an Wolf Singer habe ich deutlich gemacht, dass zwar in bestimmten ad hoc-Entscheidungen unter Laborbedingungen Willensfreiheit illusionär ist; andererseits aber gibt es die eingangs dargestellt zeitliche Rückbezüglichkeit des reflektierenden Bewusstseins. Im Zustand der Reflexion, der freien Assoziation sowie im Traum werden Entscheidungen nachvollzogen, überarbeitet und kritisiert. Es werden neue Dispositionen geschaffen für zukünftiges intentionales Handeln. „Insofern", so hatte ich ausgeführt, „ist moralische Freiheit neurobiologisch keine Illusion".

Psychotherapeutische Aspekte einer Neurobiologie der Freiheit

Freiburg, 14.11.03

0.0 Vorbemerkung

Die Frage nach einer Neurobiologie der Freiheit lässt sich anhand von Illusionsexperimenten versinnbildlichen. So zeigt sich beispielsweise bei der Betrachtung eines „Necker-Würfels", dass es dem Subjekt nicht möglich ist, willentlich den Neckerschen Würfel so zu sehen, wie man ihn gerne konzeptualisieren möchte: vielmehr ist es genau umgekehrt: das Gehirn entscheidet, welche Interpretationsform der bildlichen Gestalt in dreidimensionaler Hinsicht verwendet wird.[75]

1.0 Einleitung

Bei unbefangener Reflexion über mein Vortragsthema „Psychotherapeutische Aspekte einer Neurobiologie der Freiheit" stellt sich mir die Frage, wieso nicht von einer Neurobiologie der Unfreiheit gesprochen wird. Dies vor allem im Hinblick auf Bücher, Interviews und Fernsehsendungen meiner Kollegen Gerhard Roth und Wolf Singer, die darlegen, der freie Wille sei eine Illusion, die uns darüber hinwegtäuscht, dass wir stets nur tun, was unser Gehirn vorentschieden hat und die dazu führt, dass wir in dem Glauben leben, wir hätten entschieden und gewollt, was wir taten. Dies getreu dem Satz: „Wir tun nicht, was wir wollen, sondern wir wollen, was wir tun."[76]

So formuliert Gerhard Roth in einem Interview mit der Zeitung „Die Welt": „Die Forschung beweist: der freie Wille des Menschen ist nur eine Illusion. . . wir entscheiden unbewusst. Das Großhirn rechtfertigt Entscheidungen nur nachträglich".[77] Die Argumente, die ich später ausführlicher darstellen werde, beziehen sich auf die Libetschen Laborversuche, denen gemäß das Bereitschaftspotential vor einer intendierten Fingerbewegung zu einem Zeitpunkt, in dem die Versuchspersonen noch unentschieden zu sein meinen, längst schon die Entscheidung über die intendierte Fingerbewegung anzeigt, die dann tatsächlich erfolgt. Weitere Argumente gehen zurück auf Elektrostimulationen an der Großhirnrinde, die Armbewegungen erzeugen, die von den Versuchspersonen hinterher

---

75 Siehe auch TEXT NR.1, KAP. 3.0

76 Prinz, W.: Wahrnehmung und Tätigkeitssteuerung. Springer, Heidelberg, 1983

77 Röttger, A.: Hat der Mensch einen freien Willen? Die Welt, 29.10.2003

durch einen „Entschluss“ begründet werden ebenso wie Handlungsweisen, die durch posthypnotische Aufträge induziert wurden.[78]

Ich möchte nun kurz begründen, weshalb ich der Meinung bin, dass zwischen der neurobiologischen Argumentation und unserem intuitiven Selbstverhältnis im Hinblick auf mögliche Freiheitsgrade von Entscheidungen eine Lücke klafft, über die es sich einmal zu reden lohnt. Ich habe dies in einem Leserbrief an den „Spiegel“ vor ca. 2 Jahren nach einem ähnlichen Interview von Wolf Singer vorgetragen[79], was eine enorme Resonanz zur Folge hatte, die sich dann in einem Aufsatz in den „Fortschritten für Neurologie und Psychiatrie“ niederschlug. Der Hintergrund hierfür ist der folgende: in den letzten Jahren hat sich für mich eine sehr interessante Koinzidenz philosophischer und psychologischer Perspektiven und Einsichten ergeben, die alle mit einem Generalfaktor psychischen Lebens zu tun haben, nämlich der Zentrierung um so etwas wie eine „Zeitphilosophie“: Philosophie der Zeit, der Zeitlichkeit; dies im Anschluss an große Zeit-Philosophien wie die von Aristoteles, Augustinus, Kant, Bergson, Proust, Ricoeur, Theunissen und anderen, die mich in diesem Sinne beeinflusst haben. Seit ca. 11 Jahren beschäftige ich mich mit den Themenbereichen des Erinnerns und Vergessens, des vergegenwärtigenden Vergessens, der Herrschaft der Vergangenheit über die Gegenwart etc. (im Sinne des Werkes von Michael Theunissen „Negative Theologie der Zeit“[80]). In den vergangenen Monaten kam hinzu die Beschäftigung mit Peter Bieris Buch „Das Handwerk der Freiheit. Über die Entdeckung des eigenen Willens“[81] sowie mit entsprechenden Darlegungen im Sonderheft *Psyche* (September/Oktober 2003) zum Thema „Vergangenheit in der Gegenwart: Zeit-Narration-Geschichte“.[82] Allen diesen Konzeptionen, Einflüssen und Überlegungen ist der Gedanke gemeinsam, dass wir Menschen unser psychisches Leben nicht instantan, gewissermaßen aus dem Nichts heraus beziehen, sondern dass vielmehr der folgende Satz richtig im Sinne von Henri Bergson ist: „Die Vergangenheit ist nicht vergangen“. Im Moment der Gegenwart steckt ein tiefer Vergangenheitsbezug, ein

---

78 Libet, B.: Brain stimulation in the study of neuronal functions for conscious sensory experiences. Hum. Neurobiol. 1: 235-242 (1982)
Libet, B.: Unconscious cerebral initiative and the role of conscious will in voluntary action. Behav. Brain Sci. 8: 529-566 (1985)

79 Emrich, H.M.: Leserbrief „Der Spiegel als Drehscheibe der Wissenschaftskultur“, 9.7.2002

80 Theunissen, M.: Negative Theologie der Zeit, 1992, (Ref.26). Siehe auch TEXT NR.1, KAP. 5.0

81 Bieri, P.: Das Handwerk der Freiheit: über die Entdeckung des eigenen Willens. Carl Hanser, München, 2001

82 Bohleber, Werner (Hrsg.): Die Vergangenheit in der Gegenwart - Zeit-Narration-Geschichte. PSYCHE Sonderheft 2003

Moment des Gewordenseins. Dieses unser Gewordensein aber wirft im Selbstverhältnis, im Selbstbezug die Frage nach der Selbstillusion auf: *was wollte ich eigentlich, als ich dieses oder jenes tat?*, ein besonderes Licht. Derartige Überlegungen stellen auch die Legitimation dafür dar, dass ich es wage, heute vor Ihnen diesen Vortrag zu halten. Lassen Sie mich diese Legitimationsbasis in meiner „Vorrede“ noch erweitern: Bei Peter Bieri lesen wir hinsichtlich der Frage nach dem Vergangenheitsbezug des Sich-in-den-eigenen-Willen-Hineinarbeitens Folgendes:[83] „Nehmen wir an, Sie hätten einen unbedingt freien Willen. Es wäre ein Wille, der von nichts abhinge: ein vollständig losgelöster, von allen ursächlichen Zusammenhängen freier Wille. Ein solcher Wille wäre ein aberwitziger, abstruser Wille. Seine Losgelöstheit nämlich würde bedeutet, daß er unabhängig wäre von Ihrem Körper, Ihrem Charakter, Ihren Gedanken und Empfindungen, Ihren Phantasien und Erinnerungen. Es wäre, mit anderen Worten, ein Wille ohne Zusammenhang mit all dem, was Sie zu einer bestimmten Person macht. In einem substanziellen Sinne des Worts wäre er deshalb gar nicht *Ihr* Wille. Statt zum Ausdruck zu bringen, was *Sie* – dieses bestimmte Individuum – aus der Logik Ihrer Lebensgeschichte heraus wollen, bräche ein solcher Wille, aus einem kausalen Vakuum kommend, einfach über Sie herein, und Sie müssten ihn als einen vollständig entfremdeten Willen erleben, der meilenweit von der Erfahrung der Urheberschaft entfernt wäre, zu deren Rettung er doch eingeführt wurde.“ Diese Aspekte des Vergangenheitsbezuges im Zusammenhang mit der Freiheit des Willens werden in dem hervorragenden Psyche-Heft[84] in folgenden Dimensionen deutlich: Zeitlosigkeit des Unbewussten bei Freud; Diskontinuität der psychischen Zeit; das Phänomen der Wiederholung bei Kierkegaard und Freud im Sinne einer „Vorwärtserinnerung“: die Paradoxien von Erinnern und Vergessen, von aktualisierender Desaktualisierung in der Psychoanalyse, die von Krovoza wie folgt dargestellt werden in seinem Aufsatz „Psychoanalyse und Geschichtswissenschaft – Anmerkungen zu Stationen eines Projekt“:[85] „Es wäre eine Form der Geschichtsschreibung zu entwickeln, in der »jene abgedrängte, niemals zur Erscheinung gekommene Dimension von Geschichte« (Hock 2000, S. 116)[86], d. h. das Verdrängte, die unterdrückten Lebensentwürfe und das ungelebte Leben, in angemessener Form Berücksichtigung finden. Diese Geschichtsschreibung »muß die Negativstruktur von Geschichte [...] in ihr

[83] Bieri, P.: Das Handwerk der Freiheit, 2001 (Ref. 81)

[84] Bohleber, Werner (Hrsg.): Die Vergangenheit in der Gegenwart, 2003 (Ref. 82)

[85] Krovoza, Alfred Psychoanalyse und Geschichtswissenschaft. Anmerkungen zu Stationen eines Projekts Psyche, 2003, 57(9-10), 904-937

[86] Hock, U.: Das Unbewußte Denken. Wiederholung und Todestrieb. Fischer, Frankfurt a.M., 2000, S. 116

Denken *aufnehmen* und zur Entwicklung führen«.[87] Einem Schatten gleich begleitet die Geschichte, wie sie geschehen ist, das, was nicht geschehen ist, auf das sich aber bereits das Begehren der Menschen, ihre Libido gerichtet hatte. Ober- und unterhalb dessen, wie es gewesen ist, ‚existiert' auch das, wie es hätte sein können."

2.0 Paradoxie des Themas „Neurobiologie und Freiheit"

Das Thema meines heutigen Vortrages berührt eine der großen Rätselfragen unserer menschlichen Existenz: Im modernen Denken gehen wir alle davon aus, dass das, was Menschen erleben, tun, fühlen, vollziehen, auch planen und erinnern, letztlich sich in menschlichen Gehirnen abspielt, ja von diesen gesteuert und vollzogen wird. Wenn das richtig ist, dann ist die Neurobiologie die wichtigste naturwissenschaftliche Disziplin, die im vergangenen Jahrhundert – dem Jahrhundert der Wissenschaften – entstanden ist. Dadurch entsteht dann allerdings eine Betrachtungsweise, welche die Möglichkeit radikaler Fragen beinhaltet, wie z. B.: Braucht man überhaupt noch Philosophie? Braucht man überhaupt noch Psychologie und Tiefenpsychologie? Welche Bedeutung hat dann überhaupt noch Psychosomatik? Gehen diese Disziplinen nicht letztlich alle in so etwas wie „Hirnforschung" auf? Von einem radikalen Materialismus, wie er z. B. im ausgehenden 19. Jahrhundert vertreten wurde, wird tatsächlich angenommen, dass alle mentalen Funktionen, alles was wir Geist und Seele, Psyche, Erleben und Gefühle nennen, letztlich nichts anderes als eine Akkumulation von Nervenzellerregungen sei.

In der gegenwärtigen Wissenschaftsdiskussion, wie sie sich gelegentlich in der breiten Öffentlichkeit in Wochenzeitschriften wie „Die Zeit", „Spiegel", „Focus" und auch in der „F.A.Z." zeigen, wird diese Debatte im Moment wieder heftig geführt – dies insbesondere im Hinblick auf die Frage nach der Willensfreiheit: Ist es so, dass alles, was wir tun, letztlich nur durch die systemeigenen Eigenschaften von Gehirnen bestimmt wird? Ist die Subjektivität der Freiheit einer Willensentscheidung eine pure Illusion? Hat die Neurobiologie in dieser Rücksicht das letzte Wort? Was heißt unter solchen Bedingungen eigentlich Therapie? Welchen Status hat die Beschäftigung mit der Psyche, mit künstlerischen Prozessen, mit Träumen und Imaginationen?

Lassen Sie mich, bevor ich dieses Thema im Detail ausbreite, eine kurze philosophische Einführung geben, welche deutlich macht, dass nicht nur der uns allen gewohnte „Mentalismus", d. h. die Vorstellung, dass wir menschliche Wesen nicht darin aufgehen, Nervenzell-Maschinen

---

[87] Hock 2000, (Ref. 86), S. 111.

zu sein, sondern dass wir das Gefühl haben, Träger psychischer Eigenschaften zu sein, dass also dieser Mentalismus durch den neurobiologischen Materialismus in Schwierigkeiten gerät, sondern dass umgekehrt auch der neurobiologische Materialismus leicht kritisierbar ist durch die folgende einfache Überlegung: all das, was wir über Materie, über Nervenzellen, Gehirne, elektrische Erregungen und Chemie wissen, wissen wir wiederum nur durch unsere mentalen geistig-seelischen Funktionen. Ob Nervenzellen „als solche" wirklich nur rein chemisch, nur physikalisch, nur „materiell" sind, oder ob sie etwas in sich tragen, was über die bloße Materie hinausgeht, entzieht sich deswegen gänzlich unserer Kenntnis, weil das diesbezügliche Wissen, das wir in uns mobilisieren können, seinerseits nicht materiell, sondern „geistig" ist. Wie sind diese Diskurse entstanden? Ich beziehe mich hier auf René Descartes und dessen berühmte Überlegung des „Cogito ergo sum". Dieser Satz heißt „ich denke, also bin ich" und nicht etwa – wie die Neurobiologie uns lehren möchte – „ich habe Nervenzellerregungen und darum bin ich". Es gibt also gewissermaßen in der Geschichte der modernen Philosophie ein Primat des „Geistigen". Was ist aus dieser „Grundstellung" – wie Martin Heidegger sagen würde – inzwischen geworden? Wir leben heute im Zeitalter des „phänomenalen Dualismus" als Monismus, d. h. einer geistigen Position, die davon ausgeht, dass uns das Geistige und das Materielle zwar als ganz unterschiedlich erscheinen, dass sich aber letztlich in einer Art „System" die Geistigkeit und die biologische Naturhaftigkeit nicht wirklich voneinander unterscheiden, sondern gewissermaßen „auf einer einzigen Ebene liegen" (Monismus). In der Gegenwartsdiskussion hat man sich – vom neurobiologischen Standpunkt aus – von dem Gedanken verabschiedet, dass es einerseits Gehirne gibt und andererseits außerdem – ganz unabhängig davon – Seele und Geist. Es wird mittlerweile vielmehr angenommen, dass das neuronale System, das letztlich wir selbst sind, handelt und zwar in einer Weise, die uns den Eindruck vermittelt, dass wir selbst das wollten, was wir tun. Wie ist diese Selbstinterpretation zu denken und was heißt in diesem Zusammenhang Willensfreiheit?

3.0 Neuropsychologie und Wahrnehmung

Interessanterweise gibt es eine Disziplin unter den zeitgenössischen Wissenschaften, die zwischen einem reinem neurobiologischem Materialismus und einer Theorie des Mentalen vermittelt: dies ist die Neuropsychologie. Vom neuropsychologischen Standpunkt aus lassen sich freiheitliche Prozesse auf die Wahrnehmung von Gegenwart und Vergangenheit beziehen. Gerade aus wahrnehmungspsychologischen Experimenten in Bezug auf Hirnfunktionen lässt sich eine moderne Neurobiologie entwickeln, innerhalb der auch die Frage nach der Willensfreiheit gestellt werden kann. Dabei lässt sich zeigen, dass das menschliche Gehirn viel stärker als uns dies normalerweise bewusst ist, als eine „Illusionsmaschine" dargestellt werden kann. Wir werden hier mit dem fiktionalen und konstruktivistischen Charakter menschlicher Hirnfunktionen konfrontiert. Was hat die zeitgenössische Neurobiologie in diesem Zusammenhang anzubieten? Und wie funktioniert eigentlich die „Illusionsmaschine Gehirn"? Anders formuliert: Kann man das Gehirn verstehen? Kann man sich das Gehirn zum Partner machen, und zwar so, wie man sich selbst zum Partner machen kann?

Das Interessante an diesem Paradigma der „Illusionsmaschine Gehirn" ist, dass wir als Subjekte die Illusionen auflösen können, wir können sie desillusionieren, wie die Gefangenen in Platos Höhlengleichnis beim Aufstieg aus der Höhle an Licht es tun. Wie ist nun der Zusammenhang zwischen dem Gehirn, dem Subjekt und der illusionären Wahrnehmung beschaffen? Ich zeige Ihnen hierzu zunächst eine Abbildung, die meine elfjährige Tochter Lydia mir für diesen Vortrag mitgegeben hat, wobei ihr – durch Illusionsexperimente ihres Vaters für optische Täuschungen geschult – bei einer Zufallszeichnung etwas Merkwürdiges aufgefallen war (Abb.18):

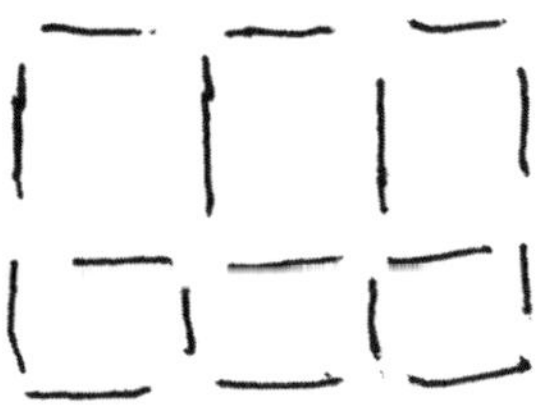

Abb. 18

Wie kommen an den „offenen Stellen" des Gitters die Aufhellungs-Figuren zustande? Wir sehen hier etwas, von dem wir zugleich einsehen, dass es offenbar nicht da und also illusionär ist, eine systemeigene Konstruktion darstellt. Eine der wichtigsten Einsichten der zeitgenössischen Neurobiologie ist jene, dass das menschliche Zentralnervensystem eine Interaktionsmaschine ist, in der ununterbrochen nicht nur Dialoge oder Trialoge oder Tetraloge geführt werden, sondern in der – wie der Neurobiologe Wolf Singer sagt[88] – „alles mit allem redet". Wie die Abb.19 zeigt, sind diese „Poly-Logien" intern, im Gehirn im Verhältnis zur Außenwirklichkeit, die interpretiert und beschrieben und gedeutet werden soll, vorhanden. Was ist da draußen los? Wie ist dieses Gebäude gestaltet? Wie verhält sich der Turm dreidimensional zum Dach? Ich möchte nun, nach-

88 W. Singer, persönl. Mitteilung

dem ich René Descartes bereits erwähnt habe, die Bedeutung Immanuel Kants für dieses Thema nicht verschweigen. Kant, als der „große Zertrümmerer“ der klassischen Metaphysik, hat auch den „naiven Realismus“ aufgelöst, in dem wir und üblicherweise erleben.

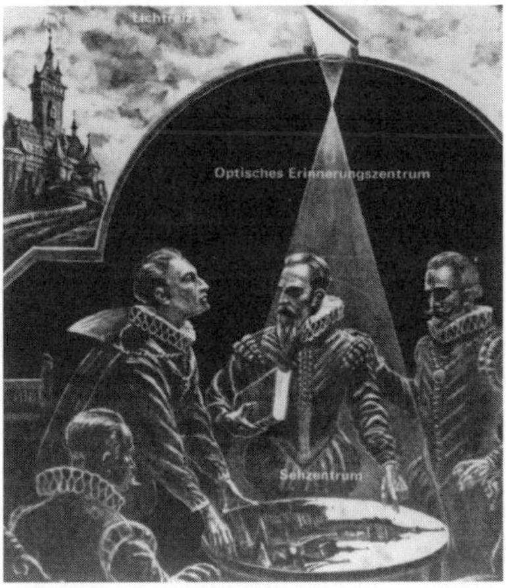

Abb. 19: Darstellung der "Augen des Geistes" (vergleiche "Illusionen-Illusionen"), in dem das optische Erinnerungszentrum mit dem Sehzentrum durch eine "Herrenrunde in der Alchemiekuppel des Hirns" konfrontiert wird: eine Entscheidung der "visuellen Wahrheit" durch Abstimmung.

Es gibt eine Art „Durchstoßen in eine andere Wirklichkeit“, eine erstaunliche fremde Wirklichkeit, die aber erstaunlicherweise und paradoxerweise die eigene Wirklichkeit ist (Abb. 20).

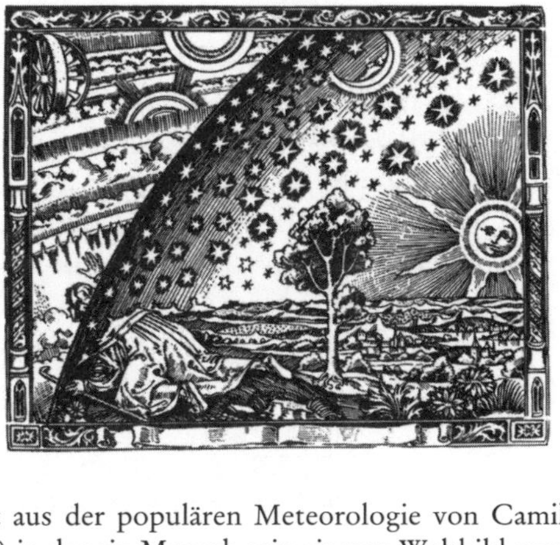

Abb. 20: Holzschnitt aus der populären Meteorologie von Camille Flammarion (L'athmosphère, 1888) in der ein Mensch sein eigenes Weltbild sprengt.

4.0 Was bedeutet dies für unser Thema Neurobiologie und Freiheit?

Es gibt die neurobiologisch dominierten Kontroversen, in denen – aufgrund von neuropsychologischen, elektrophysiologischen Laborexperimenten mit intendierten entscheidungsbezogenen Fingerbewegungen von Versuchspersonen, bei denen der Neurowissenschaftler Libet erstmals zeigte, dass das elektrische „Bereitschaftspotential" des Zentralnervensystems *vor* der subjektiv erlebten aktiven Willensentscheidung auftritt – die These vertreten wird, die Entscheidungs- und Handlungsfreiheit von Subjekten sei eine reine Selbstillusion. Der Neurobiologe Wolf Singer ist in der Zeitung „Die Welt" im April 2001 entsprechend zitiert worden:[89] „Letztlich erweist sich auch der freie Wille nur als Konstrukt. Der Mensch handelt nach seiner neurobiologischen Disposition." Ähnlich äußert sich auch der Neurobiologie Gerhard Roth[90]; und der Psychologe Wolfgang Prinz formuliert: „Wir tun nicht, was wir wollen, sondern wir wollen, was wir tun."[91] Mit anderen Worten: Wir kommen gewissermaßen immer zu spät mit unserem freien Willen und können nur akzeptieren, absegnen, mit unserer Selbstillusion legitimieren, was „es", das System in uns, die neurobiologische Disposition entschieden, letztlich schon vollzogen hat. Andererseits spricht aber der ja auch aus der Neurobiologie-Grundlagenforschung herausgetretene Sigmund Freud davon, die Aufgabe des „Ich" bestehe darin, „Herr im eigenen Hause zu werden". Ich habe vor einiger Zeit, angeregt durch Thomas Buchheim, mir zu diesem Problem einige Gedanken gemacht, die mit der Frage zusammenhängen, ob hier nicht ein Beobachtungsartefakt vorliegt, das sich mit zu einfachen Experimentalbedingungen des scheinbaren Freiheits-Labor-Versuches erklären lässt. Unterschätzt wird meines Erachtens die von Freud in Rechnung gestellte komplexe zeitphilosophische Dimension des „Werdens" von Identität. Identität nicht als etwas strukturell naturwüchsig Gegebenes, sondern selbst als eine Dynamik, als ein „Auf-dem-Weg-Sein", das im Entscheidungs-Labor-Experiment gewissermaßen zu simpel abgeprüft wird. Meine These ist, dass die neurobiologisch in den Sätzen von Singer, Roth und Prinz formulierte fundamentale Unfreiheit von Subjekten das folgende Problem unterschätzt: die immer wieder neu auftretende zeitliche Rückbezüglichkeit von Subjekten – im Sinne von Bergsons Zeitbegriff der „durée" (des Dauerns) –, in Verbindung mit zeitbezogenen, sehr komplexen kognitiven Prozessen, Imaginationen, Gewissensprozessen,

---

89 Tanja Kotlorz: Das Gehirn des Menschen kennt keinen Präsidenten. Die Welt, 21.4.2001

90 Roth, G. (Ref. 23, 41)

91 Prinz, 1996 (Ref. 2)

und darüber hinaus dem ganzen Inventar der Psychoanalyse, d. h. dem Ringen mit dem eigenen Subliminalen und dem Träumen, den freien Assoziationen etc.

Meine These besteht in diesem Zusammenhang in der Annahme, dass die komplexen Identitätsbildungsprozesse letztlich dazu führen, dass unsere systemeigene neurobiologische Disposition immer wieder neu generiert und modifiziert wird – und zwar in einer Weise, die durchaus mit freiheitlichen Aspekten des Selbstverhältnisses zu tun hat.

Wie sind diese freiheitlichen Aspekte der Neurobiologie zu denken? Ich habe bereits erwähnt, dass einer der wichtigsten Aspekte der Neurobiologie die hohe Interaktivität und Neuroplastizität ist: durch das Erleben ändert sich die Konstitution des Gehirns. Dies spielt insbesondere für die Frage nach dem Imaginativen, d. h. der Phantasie und dem Unbewussten, eine entscheidende Rolle, also auch für die Frage nach dem Traum, in dem unbewusste Aspekte des Seelenlebens zum Vorschein kommen.

Dabei lässt sich zeigen, dass es einen Dialog zwischen dem präfrontalen Kortex und dem limbischen System (Amygdala, Hippocampus, kortikale Erinnerungsschleifen) gibt. Hier wird etwas „ausgehandelt". Wie nun kommt es dabei zum Willensakt?

Der bewusste Willensakt ist derjenige Vorgang, während dessen in diesem intrazerebralen Dialog festgestellt wird, das dieses und jenes von meinem System jetzt vorentschieden worden ist, dass dieses und jenes in die reale Welt eintreten wird und mit allen Konsequenzen umgesetzt werden wird. Wird dies wirklich gewollt? In den Experimenten von Libet gibt es Hinweise darauf, dass im Falle eines „Umentscheidens" zum Zeitpunkt der bewussten Entscheidung, in der angeblich alles schon vorentschieden ist, immer noch ein „Veto" eingelegt werden kann.[92] Deshalb spricht vieles dafür, den Bewusstseinsakt als einen Akt zu bestimmen, in dem eine letzte „Qualitätskontrolle" der vorgängigen Arbeit der unbewussten Interaktivität geleistet wird. Im Bewusstsein erscheint das, was das Resultat von Integrationsprozessen ist: Nicht ein Einzelergebnis von Subroutinen, sondern ein Ergebnis des kollektiven Verrechnungsprozesses, der „Summe der Voten". Die Summe der Voten wird aber dabei noch einmal geprüft: *ist diese Entscheidung auch „sinnvoll"?* Meistens ist sie sinnvoll und erscheint dann als Willensentschluss.

---

92 vgl. Gray, J.: Consciousness – Creeping up on the Hard Problem. Oxford University Press, USA; 1 edition (August 26, 2004)

5.0 Schlussbemerkung

An die hier dargestellten philosophisch-psychologischen Konzepte knüpft sich schließlich die folgende Frage: Wie könnte eine Neurobiologie der Freiheit aussehen? Von den Gedanken Peter Bieris ausgehend, könnte man vermuten, dass es eine genuine Neurobiologie der Phantasie, der Imagination, der neuen Konzeptualisierungen, der neuen Hypothesen und der Kreativität geben muss, d. h. eine Neurobiologie des präfrontalen Kortex im Hinblick auf Zensurmechanismen, denn die Funktionen des präfrontalen Cortex sind mit Wirklichkeitsentwürfen, Wahrnehmungshypothesen und konzeptuellen Alternativen befasst.

Dies würde auch die Frage beantworten können, warum das Problem des Bewusstseins mit der Neurobiologie der Entstehung der Freiheit in Zusammenhang steht. Welche sind nun Peter Bieris Argumente, dargestellt in seinem Buch „Das Handwerk der Freiheit“?[93] Entscheidend scheinen für ihn die Argumente zu sein, die er auch unter der Überschrift „Der freie als der verstandene Wille; der freie als der gebilligte Wille“ zusammengestellt hat. Da heißt es: „Die Logik eines Willens erschließt sich oft erst, wenn wir sie in ihrer zeitlichen Ausbreitung, nämlich in der Form einer Lebensgeschichte, betrachten. Entscheidend aber ist, daß es auch bei dieser Betrachtung um den Gehalt des Willens geht und nicht bloß um seine kausalen Eigenschaften, die man unabhängig vom Gehalt erforschen könnte, als hätten wir es mit einer Art blinder Wunschhydraulik zu tun. Wenn man die lebensgeschichtliche Entstehung eines Willens nachzeichnet, so orientiert man sich an seinem Thema in dem Sinne, daß man ihn als bedeutungsvolle Antwort auf eine bedeutungsvolle Situation liest.“ Und weiter: „Die bewertende Übereinstimmung mit mir selbst muß, wenn sie zur Erfahrung der Freiheit beitragen soll, etwas sein, das mir nicht nur zustößt und das ich als eine innere Tatsache einfach zur Kenntnis nehme, sondern etwas, das sich aus dem Verstehen meiner selbst ergibt.“[94]

5.1 Schlussüberlegung

Man muss also annehmen, dass der Prozess des „einsichtigen Selbstbegleitens“, und d. h. der Einsicht in subliminale, unerschlossene Anteile des eigenen Selbst, mit einem neurobiologischen Prozess einhergeht, den ich hier als „Rückwirkung“ bezeichnen möchte. Nicht die jeweils in einen Kontext gehörende Verhaltensoption wird vom „System“ mit seinen Dis-

---

[93] Bieri, P.: Das Handwerk der Freiheit, 2001 (Ref. 81)

[94] Bieri, P.: Das Handwerk der Freiheit, 2001 (Ref. 81)

positionen ausgeführt, sondern es wird umgekehrt vom Bewusstsein aus über bewusste Imaginationen und Phantasien an diesen „Dispositionen" gearbeitet. Im Sinne des Satzes der Kognitionspsychologie, Denken sei Probehandeln, wird dabei das ganze Repertoire möglicher Alternativen durchgespielt.

Es hängt somit ganz wesentlich von dem Selbstbezug des Menschen hinsichtlich der genannten psychotherapeutischen Aspekte ab, ob wir es bei uns selbst im Wesentlichen mit einer Neurobiologie der Freiheit oder der Unfreiheit zu tun haben.

Neurobiologie – Bewusstsein – Spiritualität

Akademie Heiligenfeld: Tagung „Psychotherapie des Bewusstseins, 04.06.2005

0.0 Vorspann

Das Thema „Neurobiologie – Bewusstsein – Spiritualität" ist eine schwierige Gratwanderung; denn diese drei Phänomene unseres seelisch-geistigen Lebens gehen nicht nahtlos ineinander über und die Weise ihrer wechselseitigen Verbindung ist nicht leicht darzustellen. Um mit dem Buchtitel „The View from Nowhere" des New Yorker Philosophen Thomas Nagel zu sprechen, könnte man sagen: Man braucht gewissermaßen den „Nirgendwo-Blick", den ortlosen (standpunktlosen) Blick, um die Synthese zu leisten, um die es hier geht. Den „Nirgendwo-Blick" aber haben wir nicht ohne Weiteres zur Verfügung.

1.0 Zusammenfassung

Neurobiologische Untersuchungen der Gegenwart sind deshalb so chancenreich, weil sie durch nicht-invasive, funktionelle Untersuchungen am menschlichen Gehirn Korrelationen zu sehen ermöglichen zwischen bestimmten Bewusstseinszuständen, Funktionen des Gehirns und Erlebnisinhalten, die in unmittelbarem Zusammenhang mit bestimmten funktionellen Zuständen des Zentralnervensystems stehen. Insofern ist das große Projekt der Frage nach dem Status von „Bewusstsein" derzeit von großer empirischer Relevanz. Im vorliegenden Vortrag werden einige Aspekte dieser Beziehung herausgearbeitet, wobei die Frage nach dem „Anderen des Menschen" (im spirituellen Sinne) nicht ausgespart bleiben wird: Wie steht es mit den Absolutheiten? In welcher Weise müssen wir der „Konstruktivität des Gehirns" eine Rezeptivität, eine „vernehmende Vernunft" (F. H. Jacobi) entgegensetzen?

2.0 Einleitung

Wenn man „Neurobiologie – Bewusstsein – Spiritualität" in einen zusammenfassenden Blick zu nehmen versucht, so wird deutlich, dass es der Begriff des menschlichen Geistes ist, der diesen drei Bereichen konzeptuell zugrunde liegt: Der Geist – erstens – in seiner neuronalen Voraussetzungsgestalt im Gehirn (Abb. 21), der Geist – zweitens – im Bewusstsein als Intentionalität, als das „Meinen von etwas“, und der Geist – drittens – in der Spiritualität des Überpersonalen.

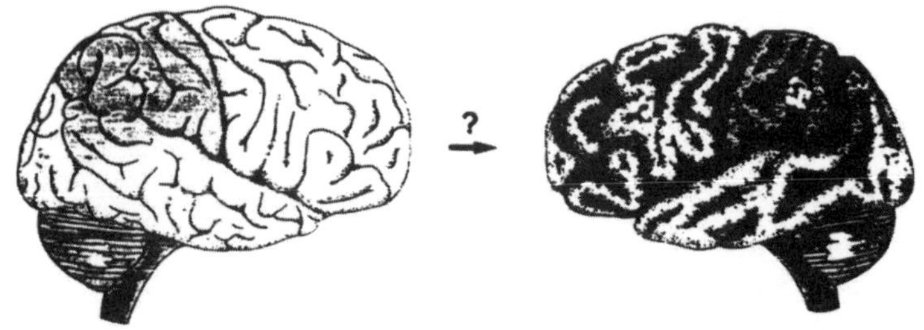

Abb. 21: Können Gehirne Gehirne verstehen?

Dabei wird deutlich, dass wir über den Geist so schlecht reden können, ihn so schlecht definieren können, weil der Geist eben die Voraussetzung dieses unseres Redens über den Geist ist. Die Geist-Diskussion neigt immer dazu, zirkulär zu werden. – Dies ist übrigens eine Beobachtung, die man ebenfalls in der Neurobiologie nicht selten machen kann: denn viele der neurobiologischen Befunde stellen Projektionen geisteswissenschaftlicher Begriffe in die neurobiologischen Beschreibungen von Funktionszuständen dar. Der Geist ist übrigens, so könnte man sagen, nicht einfach ein Gegenstand des Denkens, denn, wie es der Transzendentalphilosoph Johann Gottlieb Fichte einmal sagte: „Denken können wir nur Gegenstände“.[95] Der Geist ist eine Bedingung der Möglichkeit von Denken, entzieht sich also weitgehend der Anschauung des Denkens; anders formuliert: im Bewusstsein stehen wir in Beziehung zu geistigen Gegenständen (d. h. in einer intentionalen Beziehung zu etwas Bewusstseinshaftem), aber diese intentionale Beziehung wiederum zu thematisieren und zu definieren, ist sehr schwierig. Es stellt sich die Frage: gibt es ein Modell, das den Geist im Gehirn, den Geist im Bewusstsein und den Geist in der Spiritualität miteinander zu verbinden in der Lage ist, also gewissermaßen ein ontologisches Modell unseres geistig-seelischen Daseins? Der große Philosoph Jürgen Habermas hat in seinem Buch „Erkenntnis und Interesse“ an einer Stelle uns Psychoanalytikern vorgehalten, es gebe in der Wissenschaftstheorie unseres Faches so etwas wie ein „szientistisches Missverständnis“ der Psychoanalyse insofern, als – was bereits Sigmund Freud in erheblichem Umfange tat – die Inhalte psychischer Primärprozesse in einer reduktiven Form auf neurobiologische Mechanismen bezogen werden

95 Fichte, J.G.: Das System der Sittenlehre nach den Principien der Wissenschaftslehre 1798. In: I. H. Fichte (Hrsg.): J.G. Fichte: Werke, Bd. IV. Walter de Gruyter & Co Verlag, Berlin, 1971

sollen. Habermas schreibt hierzu im Jahre 1981[96]: „Freud bekennt in seiner „Selbstdarstellung", daß sich sein wissenschaftliches Interesse schon in jungen Jahren eher »auf menschliche Verhältnisse als auf natürliche Objekte« bezogen habe; eine Vorliebe für die Position und die Tätigkeit des Arztes habe er weder damals noch später verspürt. Gleichwohl findet der Student erst »Ruhe und volle Befriedigung« in der Physiologie. Im Laboratorium von Ernst Brücke hat er sechs Jahre lang an Fragen der Histologie des Nervensystems gearbeitet. Diese Zwiespältigkeit des Interesses mag dazu beigetragen haben, dass Freud in der Tat eine neue *Humanwissenschaft* begründet, aber in ihr stets eine *Naturwissenschaft* gesehen hat. Mehr noch: Der Neurophysiologie, in der er anthropologisch relevante Fragen mit medizinisch-naturwissenschaftlichen Methoden zu bearbeiten gelernt hatte, entlehnt Freud die für die Theorienbildung bestimmenden Modelle. Freud hat nie daran gezweifelt, daß die Psychologie eine Naturwissenschaft sei. Seelische Vorgänge können gleichermaßen zu Forschungsgegenständen gemacht werden wie beobachtbare Naturereignisse. Die begrifflichen Konstruktionen haben keinen anderen Stellenwert in der Psychologie als in einer Naturwissenschaft; denn auch der Physiker gibt keine Auskunft über das Wesen der Elektrizität, sondern gebraucht den Begriff »Elektrizität« wie der Psychologe den Begriff »Trieb« als einen theoretischen Begriff.

»Unsere Annahme eines räumlich ausgedehnten, zweckmäßig zusammengesetzten, durch die Bedürfnisse des Lebens entwickelten psychischen Apparates, der nur an einer bestimmten Stelle unter gewissen Bedingungen den Phänomenen des Bewußtseins Entstehung gibt, hat uns in den Stand gesetzt, die Psychologie auf einer ähnlichen Grundlage aufzurichten, wie jede andere Naturwissenschaft, z.B. wie die Physik.«"

Habermas führt nun fort[97]: „Psychologie wird also von der quasi saubersten und exaktesten Wissenschaft geschult und orientiert, nämlich der Physik. Freud scheut nicht die Konsequenzen dieser Gleichstellung der Psychoanalyse mit den Naturwissenschaften. Er hält es im Prinzip für möglich, daß eines Tages die therapeutische Verwendung der Psychoanalyse durch die pharmakologische Anwendung der Biochemie ersetzt wird. Das Selbstverständnis der Psychoanalyse als einer Naturwissenschaft legt das Modell der technischen Verwertung wissenschaftlicher Informationen nahe. Wenn die Analyse nur *scheinbar* als eine Deutung von Texten auftritt und *tatsächlich* zu einer technischen Verfügbarmachung des seelischen Apparates führt, dann ist die Vorstellung nicht befremdlich, daß die psychologische Beeinflussung einst wirksamer durch somatische Behandlungstechniken ersetzt werden könnte:

---

[96] Habermas, J.: Erkenntnis und Interesse. Suhrkamp, Frankfurt a.M., 1981

[97] Habermas, J.,1981 (Ref. 96)

»Die Zukunft mag uns lehren, mit besonderen chemischen Stoffen die Energiemengen und deren Verteilungen im seelischen Apparat direkt zu beeinflussen; ... vorläufig steht uns nichts besseres zu Gebote als die psychoanalytische Technik.«"

Habermas macht in seinem Aufsatz nun mit folgenden Argumenten deutlich, dass Freud dabei einem „szientistischen Missverständnis" unterliegt: Habermas verweist auf den – wie in anderer Weise auch von Karl Jaspers[98] in seiner „Allgemeinen Psychopathologie" hervorgehobenen – Unterschied zwischen der „kausal analysierenden" und der „hermeneutisch-explizierenden Verfahrensweise". Habermas sagt[99]: „Der Vergleich der Psychoanalyse mit der biochemischen Analyse zeigt, daß sich ihre Hypothesen nicht auf kausale Zusammenhänge beobachtbarer empirischer Ereignisse erstrecken, denn sonst würden uns die wissenschaftlichen Informationen hier wie dort instand setzen, eine gegebene Lage manipulativ zu verändern. Die Psychoanalyse räumt uns eine technische Verfügungsgewalt über die kranke Seele, die der der Biochemie über den kranken Organismus vergleichbar wäre, nicht ein. Und doch leistet sie mehr als eine bloße Symptombehandlung, weil sie, wenn auch nicht auf der Ebene physischer Ereignisse, sehr wohl kausale Zusammenhänge erfaßt – an einer Stelle, »die uns durch sehr merkwürdige Verhältnisse zugänglich geworden ist«. Das ist eben jene Stelle, an der durch die Kausalität abgespaltener Symbole und unterdrückter Motive die Sprache und das Verhalten pathologisch verformt werden. Mit Hegel können wir diese Kausalität, im Unterschied zur Kausalität der Natur, eine Kausalität des Schicksals nennen, weil der kausale Zusammenhang zwischen Ursprungsszene, Abwehr und Symptom nicht naturgesetzlich verankert ist in einer *Invarianz der Natur*, sondern nur naturwüchsig in einer durch den Wiederholungszwang repräsentierten, aber durch die Kraft der Reflexion auflösbaren *Invarianz der Lebensgeschichte*.

Die Hypothesen, die wir aus allgemeinen Interpretationen herleiten, beziehen sich nicht wie die der allgemeinen Theorien auf Natur, sondern auf die Sphäre, die durch eine Selbstobjektivierung zur zweiten Natur geworden ist: aufs 'Unbewusste'."

Die Widersprüchlichkeit zwischen kausalen Erklärungs- und Therapiemodellen und dem hermeneutischen Umgang mit dem, was Hegel „Kausalität des Schicksals" nennt, hat – nach Habermas – zur Folge, dass sich die Psychoanalyse nicht szientistisch reduzieren lassen darf.

---

[98] Jaspers spricht von dem Unterschied zwischen „einfühlendem Verstehen" und dem „kausalen Erklären". Jaspers, K.: Allgemeine Psychopathologie. Springer, Berlin, 1913

[99] Habermas, J., 1981 (Ref. 96)

Aus diesen Überlegungen lässt sich nun ohne Weiteres ableiten, dass eine simple Art des „Herunterbrechens“ der Psyche auf neurobiologische Erklärungen nicht den Inhalt des soeben gesuchten ontologischen Modells unseres geistig-seelischen Daseins bilden kann. Andererseits aber wäre es fatal, wenn die zweifelsohne relevanten Erkenntnisse der Neurobiologie der letzten 20 Jahre allein deshalb aus unseren Reflexionen ausgeklammert werden müssten, weil wir keine geeignete erkenntnistheoretische Beschreibungsform finden, innerhalb der diese Erkenntnisse in sinnvoller Weise verortet werden können. Die Frage also, wie man auf plausible und adäquate Weise Neurobiologie, Bewusstsein und Spiritualität „zusammendenken“ kann, ist durchaus legitim und – was den derzeitigen Wissenschaftsbetrieb betrifft – sicherlich auch „fair“ und möglicherweise sogar lohnend. Der vorliegende Vortrag beansprucht, hierzu einen sowohl theoretischen als auch anschaulichen Beitrag zu leisten.

3.0 Zur Theorie von Bewusstsein

Fragt man nach Bewusstsein als eines „geistigen Gegenstands“, d. h. also eines Begriffsobjekts, so geht es uns ähnlich wie mit dem Geistbegriff: das Begriffsobjekt ist zugleich das Begriffssubjekt. Denn das Bewusstsein ist eben dasjenige Element, in dem wir uns befinden, wenn wir Bewusstsein thematisieren. Diese Ambiguität des Bewusstseinsbegriffs hat sehr früh in der Bewusstseinspsychologie dazu geführt, dass für das Bewusstsein sozusagen „objektivierende Metaphern“ zu finden versucht worden sind, wie z. B. der Begriff des „Bewusstseinsstroms“ bei William James oder – alternativ dazu – das Bild des Bewusstseinskegels als einer Art Lichtstrahl, der Objekte erfassen oder aussparen kann. Derartige Metaphern haben sowohl qualitative als auch quantifizierende Anteile und intendieren dazu, eine Hybridisierung – eine Verbindung – herzustellen zwischen subjektpsychologischen und neurobiologisch objektivierenden Beschreibungsformen. Solche subjektiv-objektiv verorteten Systembeschreibungen, die auch als „Systemtheorien“ bezeichnet werden, wurden in den letzten Jahren insbesondere in der Perspektive wahrnehmungspsychologischer Überlegungen vorangetrieben. So führt mein Mitarbeiter Torsten Passie aus: Als emergentes Phänomen einer hoch entwickelten Hirnphysiologie dient das Bewusstsein in erster Linie der Ermöglichung komplexer zielorientierter Verhaltensstrategien. Bewusstsein vermittelt die integrierende Berücksichtigung einer Vielzahl von intra- und intersubjektiven Variablen sowie einer komplexen, die präsente Gegenwart übergreifenden Vielfalt von Umweltvariablen. Bewusstsein befähigt zur Widerspiegelung dieser Variablen und ermöglicht über die Schaffung von Umweltmerkmalen neue mentale Operationsmöglichkeiten.

Da das Bewusstsein Merkmale aufweist, die sich auf stark präreflexive Elemente der subjektiven Erfahrung beziehen und da zugleich eine neuronale Grundlage als gesichert betrachtet werden darf, erscheinen sowohl auf subjektive Erfahrung fußende als auch naturwissenschaftliche Methoden zu dessen Erforschung notwendig zu sein. Neuartige Untersuchungsmethoden können den Stoffwechsel des lebenden Gehirns abbilden (Positronen-Emissions-Tomographie (PET); funktionelle Magnetresonanztomographie (fMRT)) und damit nähere Aufschlüsse über die funktionell an der Entstehung und Aufrechterhaltung von bewusstseinsrelevanten Hirnstrukturen bzw. hirnimmanenten Prozessen liefern. Eine einzelne anatomische Struktur, an welche Bewusstsein gebunden wäre, konnte allerdings nicht gefunden werden. Auch deshalb wird davon ausgegangen, dass es sich beim Bewusstsein um ein globales Integrations- und Übertragungssystem handelt, welches eine spezifische Synchronisierung großer Verbände von Hirnzellen voraussetzt, um die als Ganzheit erfahrene subjektive Erfahrungswelt zu erzeugen.

Obwohl die physiologischen Grundlagen des Bewusstseins von medizinischen Forschern erarbeitet wurden, ist Bewusstsein kein Zentralproblem medizinischer Wissenschaften, sondern vornehmlich im Bereich von Psychologie und Philosophie verortet. Anderes gilt im Forschungsfeld der vielfältigen Modalitäten des Bewusstseins, der so genannten „veränderten Bewusstseinszustände“. Diese stellen ein traditionelles Gebiet medizinisch-psychiatrischer Forschung und Expertise dar. Untersuchungen zum Vorkommen veränderter Bewusstseinszustände bei Gesunden zeigen, dass veränderte Bewusstseinszustände ein regelmäßig anzutreffendes Phänomen der menschlichen Erfahrungswelt darstellen. Sie können sogar die machtvollsten psychologischen Phänomene sein, die für den Menschen erfahrbar sind. So kann eine fünfminütige Erfahrung in einem veränderten Bewusstseinszustand (etwa eine religiöse oder eine Nahtod-Erfahrung) die habituelle Ausrichtung, Wertorientierung und den ganzen Lebensweg einer Person gravierend verändern, z. B. in spiritueller Orientierung.

Der Parapsychologe Charles Tart lieferte eine grundlegende Definition veränderter Bewusstseinszustände: „An altered state of consciousness for a given individual is one in which he clearly feels a *qualitative* shift in his pattern of mental functioning, that is, he feels not just a quantitative shift ..., but also that some quality or qualities of his mental processes are different. ... the existence of feelings of clear, qualitative changes in mental functioning that are the criterion of ASCs”.[100]

---

100 Tart, C.T. (ed.): Altered States of Consciousness. New York/London/Sidney/ Toronto: Wiley, 1969

Wissenschaftlich lassen sich sowohl subjektive Erlebnisveränderungen als auch begleitende physiologische, neurophysiologische und neuropsychologische Parameter bestimmen.

4.0 Erkenntnistheorie des normalen und des gestörten Bewusstseins

Der Wissenschaftstheoretiker Jürgen Mittelstraß sagte einst auf einer Neurobiologie-Tagung: „Wir erforschen die Natur, die wir selbst sind". Dies ist eine enorme Herausforderung für die Wissenschaft: Die Erforschung der Natur, die wir selbst sind, bedeutet nämlich Bewusstseinsforschung, denn Menschsein heißt in gewissem Sinne „im Bewusstsein sein".

Dies ist übrigens wohl der Grund, weshalb das Wort „consciousness" im Deutschen „Bewusstsein" und nicht „Bewusstheit" heißt; wir haben, tiefsinnig wie die Deutschen nun einmal philosophieren, die Bewusstheit ontologisiert, und in ein Sein überführt.

Die Grundschwierigkeit einer jeden Erforschung von Bewusstsein bzw. Bewusstheit kann man darin erblicken, dass wir als diejenigen Forscher, die nach dem Bewusstsein fragen, immer schon – vorgängig – im Bewusstsein stehen. Dasjenige, wonach wir fragen, ist zugleich unabtrennbare Voraussetzung eben dieses unseres Fragens und Forschens. Diese – wenn man so will – Zirkularität des Forschungsansatzes der Bewusstseinsforschung ist auch der Ausgangspunkt der Transzendentalphilosophie Immanuel Kants, die nach den – wie er sie nannte – „apriorischen Bedingungen der Möglichkeit von Erkenntnis" fragt. Und sie ist somit die denkerische Klippe, die im Beginn jeder Bewusstseinsforschung steht. Somit zwar stehen wir alle – als mentale Wesen – immer schon, vorgängig im Bewusstsein; wir verstehen es aber im Grunde nicht und stellen – eine Erklärung verlangend – fest: in Schlaf und Traum ist das Bewusstsein verändert und unter Drogeneinwirkungen und in Psychosen ist es gestört.

Welche Erkenntnisse kann man aus dem derart veränderten und aus dem gestörten Bewusstsein gewinnen? Diese Frage steht im Mittelpunkt des vorliegenden Referates, das anhand einer Reihe von uns täglich begegnenden Phänomenen veränderten Bewusstseins versucht, einen Beitrag zur Frage nach der Natur des Bewusstseins zu leisten. Unsere geistige Tätigkeit, unser Bewusstsein, ist bei dieser Art der Fragestellung sowohl Subjekt als auch Objekt unseres Forschens: ein kulturelles Erbe der geistigen Gestalt unseres mentalen Selbstvollzuges, nämlich Betrachter von Wirklichkeit zu sein, zugleich aber uns bei diesem Betrachten zuzusehen, d. h. eine Selbstreferentialität des Bewusstseinsvollzuges aufzuweisen, die von Philosophen gern auch als die Selbsttransparenz des Bewusstseins für sich selbst als ein – wenn auch schwer erreichbares – Ideal der Bewusstseinsphilosophie hingestellt wird. Wie Gazzaniga, Ivry und Mangun in ihrem Buch „Cognitive Neuroscience - The biology of the mind“[101] ausführen, haben wir Menschen gemäß den Forschungsergebnissen der kognitiven Wissenschaften ein Bewusstsein nur über Teile des Inhalts unseres mentalen Lebens, nicht aber über die Weise seiner Entstehung. Und es ist ein zentrales Ergebnis der neuropsychologischen Forschung der letzten Jahrzehnte, dass ein erheblicher Anteil der Selbstwahrnehmung und Selbstzuschreibung mentalen Lebens illusionären bzw. systematisch verfälschten und verfälschenden Charakter aufweist. Wir können deshalb – und zwar nur partiell und mit erheblichen systematischen Veränderungskomponenten – die kognitiven Gehalte unseres Fühlens und Denkens in uns repräsentieren, nicht aber diejenigen Wege, die zu diesen mentalen Gehalten führen, nachvollziehen. Von zentraler Bedeutung ist in diesem Zusammenhang der Satz des Philosophen Ludwig Wittgenstein: „„Physiologische oder neurologische Ursachen sind bei der Frage nach dem Sinn einer Handlung völlig irrelevant“.[102]

Wir schauen, wenn wir uns in uns selbst versenken, wenn wir nach innen schauen, gewissermaßen nicht unsere „Neurotransmitter-Landschaften“ an. Dies ist für das Thema der Frage nach einer Erkenntnistheorie des normalen und des veränderten Bewusstseins eine schwierige Ausgangssituation: Erkenntnistheorien beanspruchen, Antworten auf die Frage zu geben, wie die Erkenntnis eines Gegenstandes möglich ist. Erkenntnis aber beruht nun einmal auf der Tätigkeit kognitiver Systeme: es ist die gesamte Kognition, die zur Erkenntnis führt. Auf der Grundlage von Wahrnehmung, Ausbildung, kulturellen Prozessen, Training etc. werden kognitive Leistungen erbracht, und dieses Denken beruht, wie Immanuel Kant in seiner Transzendentalphilosophie zeigte, auf dem Vorhandensein apriorischer Prinzipien, die als mentale Prozesse in uns wirksam werden und deren Tätigkeit Kant in seiner „Kritik der reinen Vernunft“ beschrieben hat. Auf dem Weltkongress für Mathematik, der vor kurzem in Berlin stattgefunden hat, haben Mathematiker dieser Ansicht entgegengehalten, dass die ganzen Zahlen letztlich eine Erfindung des Menschen sind, sie seien gewissermaßen „fest verdrahtet“ im Gehirn, da ganze Zahlen als natürliche Einheiten sich evolutiv als lebenspraktisch erfolgreich erwiesen hätten. D. h., dass die natürlichen Zahlen keinen apriorischen Hintergrund im Sinne Kants haben, sondern im Sinne der evolutionären Erkenntnistheorie Schöpfungen aus der Welt des Empirischen, der Erfahrung sind.[103] Was ergibt die von diesem Ansatz ausgehende Forschung?

---

[101] Gazzaniga, M.S., Ivry, R., & Mangun, G.R. Cognitive Neuroscience: The Biology of the Mind. W.W. Norton, 2002. 2nd Edition

[102] Wittgenstein, 1969 (Ref. 40)

[103] vgl. Vollmer, G.: Evolutionäre Erkenntnistheorie. Stuttgart 1975, 8. Aufl. 2002.

Welche Erfahrungen machen wir in Grenzzuständen des Bewusstseins? Was kann menschliches Bewusstsein aus Ausnahmezuständen und pathologischen Veränderungen seiner selbst über sich erfahren?

Ich erinnere mich an einen US-amerikanischen Spielfilm, wo ein von einer Bande erpresster Familienvater zu einem der Erpresser sagt: „Jetzt erst weiß ich, was in mir steckt. . . . Jetzt erst weiß ich, dass ich zu einem Mord fähig bin.“ Dies ist ein Erlebnis aus einer Grenzerfahrung von Bewusstsein. Es gibt so etwas wie eine innere Zensurschwäche aus einer Ausnahmesituation, aus einem krisenhaften Ausnahmezustand heraus. Solche Zensur-Systemschwächezustände kennt man aber nicht nur von Extremsituationen her, sondern auch aus dem Bereich des Traumerlebens, in Drogen-induzierten psychedelischen Zuständen und in Psychosen. Das Bewusstsein erfährt hier gewissermaßen in einer unerwarteten Konfrontation mit sich etwas über das „andere seiner selbst“, wie dies der Berliner Philosoph Michael Theunissen in Bezug auf G.F.W. Hegel einmal formuliert hat, und zwar im Anschluss an eine fundamentale Erkenntnis Hegels, welcher die inneren Widersprüche des mentalen Lebens zum Inhalt seiner dialektischen Philosophie machte. Hegel machte deutlich, dass es eine Widersprüchlichkeit, eine Ambiguität des Psychischen gibt, die naturnotwendig auf dem Selbstvollzug des mentalen Geschehens beruht. Dieser inneren - hegelschen - Dialektik, dieser „inneren Brechung“ des Mentalen werden wir im weiteren Vollzug der Frage nach der Erkenntnis von Bewusstsein an verschiedenen Stationen begegnen.

Wie kann man in dieser äußerst komplizierten und immer wieder neu geradezu „verwegen“ diskutierten Situation einen vielleicht neuartigen Zugang zum Bewusstseinsproblem gewinnen?

4.1 Frames – Rahmen

Um den Bewusstseinsbegriff von dessen idealistischen Anteilen der Selbstreflexion ein wenig zu entlasten, wird heutzutage vorgeschlagen, von „conscious awareness“ zu reden, d. h. von aufmerksamer Bewusstheit, die das Selbstverhältnis nicht wesentlich im Blick hat. Bewusstheit erscheint damit als diffuser, globaler Sammelbegriff für die mentale Welt, in der „wir“ uns vorfinden, und für Forschungszwecke wird dieser unterteilt in Aspekte der phänomenalen Bewusstheit, wobei diese potentiell oder auch manifest sein kann, je nach dem Rahmen der jeweiligen Aufmerksamkeit.

Mein Konzept bezieht sich dabei auf die Verwendung konstruktivistischen Gedankengutes in der Neurobiologie in Verbindung mit einem Vorschlag, den Ervin Goffman in seinem Werk „Frame Analysis“ („Rahmenanalyse") gemacht hat. Hier heißt es in der Einleitung: „Ich gehe davon aus, dass Menschen, die sich gerade in einer Situation befinden, vor der Frage stehen: Was geht hier eigentlich vor? Ob sie nun ausdrücklich gestellt wird [...] oder stillschweigend [...] – die Frage wird gestellt und die Antwort ergibt sich daraus, wie die Menschen weiter in der Sache vorgehen."[104] Es geht bei der Frage nach dem menschlichen Bewusstsein stets um eine Kontextanalyse. In diesem Sinne könnte man sagen: Gehirne sind „Kontext-Maschinen".

Goffman bezieht sich auf John Austin, der im Anschluss an Wittgenstein darauf hinweist, dass es eine schwierige Frage ist, was man mit „es geschieht wirklich" meint: Ein Mensch könne zwar Unwirkliches träumen, doch dabei sei es immer noch angebracht zu sagen, er träume wirklich. Insofern ist die von Goffman entwickelte „Rahmenanalyse" geeignet, die durch Bewusstseinszustände gebildeten „Situationen" adäquat zu beschreiben, wie z. B. diejenige eines Schachspiels: „Ein Spiel wie das Schach schafft für den, der ihm folgen kann, eine bewohnbare Welt, eine Ebene des Seins, Bewusstheit als Sein, ein Ensemble von Gestalten mit anscheinend unbegrenzt vielen verschiedenen Situationen und Handlungen, in denen sich ihre Eigenart und ihr Schicksal verwirklicht."

Auch der Psychiater und Anthropologe Gregory Bateson verwendet den Begriff des „Rahmens" zur Beschreibung von verschiedenen Bewusstseinsebenen wie insbesondere denjenigen von Phantasie, Spiel und Alltagsrealität.[105] Es ergibt sich die These, dass das Bewusstseinsphänomen als solches in der Sprache von „Frames", von Rahmungen, besonders gut beschrieben werden kann, weil diese Sprache die Erfassung und Beschreibung eines Bewusstseinsfeldes in dessen Kontextualität ermöglicht. Es wird sich aber später zeigen, dass es möglich ist, Bewusstseinszustände auch jenseits dieser Rahmungen zu definieren, d. h. jenseits der Begrenzungen, in die wir üblicherweise die Bewusstseinsphänomene „einklammern".

4.2 Frames als Horizonte

Bewusstsein zeichnet sich dadurch aus, dass es für seine eigenen Inhalte einen Rahmen schafft, dessen Begrenzung einen Horizont-Charakter aufweist. Die Prozesse dieses Rahmen-Schaffens – neurobiologische Prozesse – sind aber für das Bewusstsein hermetisch, verschlossen, bewusstseins-transzendent, worauf bereits Ludwig Wittgenstein hingewiesen hatte. „Wir" können nur *das Wie* dieses Rahmenschaffens, dieses „Framings" beobachten, können aber nicht zugleich diese Vorgänge, als Prozesse, als

104 Goffman, E.: Rahmenanalyse (Frame Analysis). Suhrkamp, Frankfurt a.M., 1977
105 Bateson, G.: Ökologie des Geistes. Suhrkamp, Frankfurt a.M., 1985

ihr Was verfolgen, wodurch letztlich die Leib-Seele-Spaltung als ein subjektives Phänomen zustande kommt. In diesem Sinne sind wir uns selbst in einer elementaren Weise verborgen. Was am Rand dieses kognitiven Rahmens geschieht, ist ein „Hervorholen", ein Hereinholen aus dem Bereich des Unbekannten und Unerschlossenen in den Rahmen des kognitiv Zugänglichen. Wir können uns bei dem Wie dieses Hervorholens zusehen, aber nicht das Objektive dieses Hervorholens verstehen und beschreiben. Das ist es, was der Philosoph Wolfgang Cramer meint, wenn er sagt: „Bewusstsein zieht Welt aus sich heraus".[106] Was außerhalb des Rahmens, was jenseits des Horizontes des aktualen Bewusstseins steht, kann prinzipiell als eine potentielle Bewusstheit erfahrbar sein, wie durch ein Schiff, das über eine Horizontlinie fährt; aber diese Erreichbarkeit bleibt oft virtuell. Die hier – am Rahmen – vorliegenden Hemm-Prozesse beruhen auf Zensur-Mechanismen, welche die Erreichbarkeit latenter Informationen, eines latenten Wissens in uns einschränken. Insofern ist „Zensur" also die Limitation, die Verweigerung relevanter neuer Information, neuer derartiger Vergleiche mit derzeit Vorhandenem. Wie kommt es zu diesen Limitationen, Einschränkungen, Hemmnissen? Wie kommt es überhaupt zu einem „Rahmen"? In der Zensur liegt i. d. R. ein Schutz des Systems vor Überlastung, vor „overload", vor Störungen des Systems durch Informationsüberflutung, ein Schutz vor Psychose. Wo zu viele Vergleiche zugleich erfolgen sollen, entsteht ein Chaos und das System wird handlungsunfähig. In psychotischen Dekompensations-Zuständen, psychotischen „Nervenzusammenbrüchen" werden kognitive Systeme durch Mangel an Selbstlimitation gewissermaßen reizüberflutet. Die Frage nach der Regulation der Weite des Rahmens, des „Frames" wird in diesem Zusammenhang wichtig: Wie wird der Horizont des Bewusstseinsrahmens reguliert? (Abb. 22)

---

106 Cramer, W.: Das Grundproblem der Philosophie. Veröffentlicht in der Studentenzeitschrift >>Diskus<<. o.J.

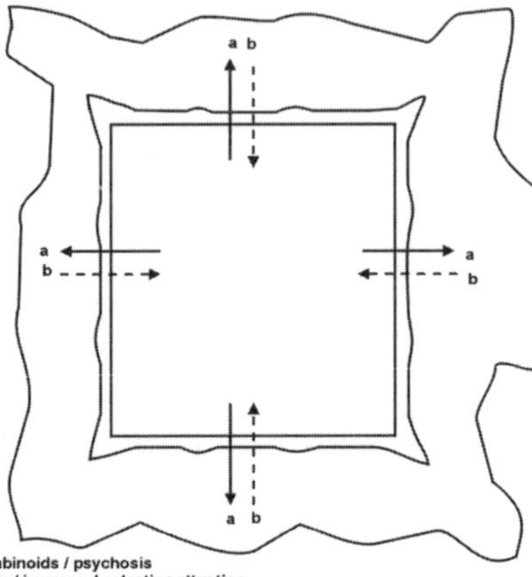

Abb. 22: Rahmenparadigma als Metapher für die „Weite" des Bewusstseins. A: Erweiterung durch Cannabinoide und in psychotischen Zuständen; b: Verengung unter Koffein und bei selektiver Aufmerksamkeit.

Ist der Rahmen zu weit, so droht eine psychotische Dekompensation. Ist er zu eng, so bleibt das System unterinformiert und ist durch Informationsmangel bewusstseinsgestört. Es soll nun zu zeigen versucht werden, dass Bewusstseinszustände vom bewusstseinsgenerierenden Apparat selbst durch selbstzensurierende Mechanismen im Gehirn intern und interaktiv reguliert werden.

4.3 Bewusstsein und Psychotherapie

Aus der Rahmungsstruktur des Bewusstseins wird deutlich, dass das Thema der hiesigen Tagung einen etwas heiklen Aspekt enthält. Denn die intentionale Beziehung, die das Haben von Bewusstsein ausmacht, ist ein Abstraktum; und dass man ein Abstraktum psychotherapieren kann, ist zweifelhaft. Die geometrische Bestimmung eines Dreieckes ist z. B. ein solches Abstraktum. Was kann man da beeinflussen? Sicher nicht die Regeln über die Winkelsumme des Dreiecks. Es geht allenfalls um die Bedeutung des Dreiecks. Nehmen wir an, dass der Punkt A das Subjekt, dass der Punkt B das „Es" (im Freudschen Sinne) bedeutet und dass das C das „Über-Ich" bedeutet. Unter dieser Annahme kann man den Inhalt dieser Relationen zu einem psychotherapeutischen Thema machen. Oder nehmen wir an, wir haben in A das Subjekt, in C die Mutterinstanz und in B die väterliche Instanz, also eine Triangulierung (vielleicht sogar eine ödipale Triangulierung), so kann man diese Relation zum Gegenstand einer Psychotherapie machen. Hieraus wird 4.deutlich: es geht bei dem vorliegenden Thema nicht um eine Psychotherapie des Bewusstseins, sondern um eine Psychotherapie der Bewusstseinsrelationen; und zwar in deren

Auswahl, in deren Stärke, deren Bedingungen. Oder aber es geht um Psychotherapie der Bewusstseinsinhalte, wie etwa bei der Frage, ob ein Therapeut den Fokus auf die Vaterrivalität oder auf die Sogwirkung setzt, die z. B. das Hausmädchen ausübt, mit dem der Vater ein Verhältnis hat. Es geht vielleicht auch um beides etc. Es kommt darüber hinaus der Hauptakzent der Psychoanalyse ins Spiel, nämlich das Unbewusste. Psychotherapie des Bewusstseins ist immer in erster Linie auch die Frage danach, was dem Bewusstsein an Inhalten fehlt, was ihm entgeht, und dies nach „oben und nach unten": nach oben, insofern es um den Geist geht, um höhere Welten (himmlische Mächte); nach unten, insofern es um Verdrängtes geht, um das Peinigende, „das Peinliche" – wie Freud sagt – um das Verdrängte, weil es peinlich ist. Dieses Unten nimmt die Psychoanalyse bewusst als Therapeutikum von Bewusstsein in den Blick, wobei möglich ist: „anschauen genügt!" Mit klarem Blick die Wahrheit ansehen, mit klarem Blick die Wahrheit zulassen. Dies ist „Psychotherapie des Bewusstseins nach unten". Und nach oben? Dazu später mehr. Wenn es nun aber um den klaren Blick geht: wie kann das Bewusstsein intensiviert, gesteigert werden, kompetenter werden, in diesem Sinne erweitert werden, um diesen klaren Blick nach unten und nach oben zuzulassen? Hier zeigt sich, dass die Metapher des Bewusstseins als eines Rahmens sinnvoll ist, denn das Bewusstsein kann in der Tat „erweitert werden", kann Dinge in den Blick nehmen, die ihm vorher verschlossen waren. Dabei gilt der Satz der „Katharsis": ohne Verwirrung keine Klärung! Dies verhält sich ähnlich bei der Frage nach der Therapie von „Geisteskrankheiten. Wie der Philosoph und Psychiater Karl Jaspers gezeigt hat, ist bei Psychosen nicht der Geist krank, sondern die Manifestationsformen und Realisierungen des Geistes sind krank. Deshalb wird in der Psychosenpsychotherapie auch nicht der Geist therapiert, sondern die Kohärenzfunktionen der bewusstseinstragenden Systeme in der Psyche werden therapiert.

4.4 Neurobiologie des Bewusstseins und Wahrnehmungspsychologie

Wahrnehmungspsychologische Untersuchungen über bewusste Wahrnehmungsprozesse und deren Korrelationen mit funktionell charakterisierbaren neurobiologischen Vorgängen im Gehirn während dieser Wahrnehmungsprozesse gehören zu den großen Fortschritten im Bereich der gegenwärtigen psychiatrischen funktionellen Neurobiologie. Dabei zeigt sich, dass neuronale Systeme sog. „voting-Prozesse" durchlaufen und absolvieren, in denen sowohl objektive als auch subjektive Vorgänge des wahrnehmungsgenerierenden Apparates manifest werden. Man kann diese voting-Prozesse wie parlamentarische Abstimmungen in einem multimodalen, systemtheoretisch beschreibbaren Organisationsprozess beschreiben.[107] Wenn es beispielsweise bei der Wahrnehmung eines dreidimensional architektonischen Ensembles um die Frage geht, ob ein Häusergiebel vor oder hinter einem Dach lokalisiert ist, wo werden vom Zentralnervensystem entsprechende „Voten" eingesammelt und daraufhin „Entscheidungsprozesse" mit subjektiver Gültigkeit getroffen. Das integrierte Gesamtvotum entspricht hierbei einer Wahrnehmungserfahrung bzw. durchaus auch einer illusionären, also falschen Wahrnehmungserfahrung. Wir sind somit in einem Bereich der Experimentalneurobiologie angekommen, den man als neuropsychologische Illusionsforschung in ihren Aspekten und Beiträgen zur Bewusstseinsforschung bezeichnen kann.

4.5 Drogen

In ähnlicher Weise wie der Traum und die Synästhesie sind auch die Drogenerfahrungen Paradigmen der Bewusstseinsforschung, wie dies bereits Immanuel Kant in seinen anthropologischen Texten herausgestellt hat. Dabei sind die von Aldous Huxley in dessen Buch „Die Pforten der Wahrnehmung" beschriebenen sog. „psychedelischen" Bewusstseinsveränderungen besonders instruktiv, da sie wiederum Hinweise darauf erlauben, wie das normale Bewusstseinsgeschehen funktioniert und durch spezifische Störbarkeiten verändert werden kann[108]. Insbesondere die Cannabinoid-Forschung ist in den letzen Jahren in das Zentrum des Interesses gerückt, da hier ähnlich wie bei den Opiaten sehr spezifische Rezeptoren im Gehirn und zugleich körpereigene Stoffe, endogene Cannabinoide, entdeckt worden sind, die cannabisähnliche Wirkungen im Zentralnervensystem entfalten.

Phänomenologisch lässt sich sagen, dass wir damit aus dem Bereich der normativen „frames", der üblicherweise stabilisierten Regularitäten heraustreten; und dies ist häufig verbunden mit Bewusstseinsveränderungen, wie sie in Tagträumen, Visionen, chemisch induzierten Synästhesien und Halluzinationen, die von Drogenerfahrenen als „Optik" und „Akustik" bezeichnet werden, auftreten. Hierbei kann die „frame-Struktur" des bewusstseinsgenerierenden Apparats vollständig gestört sein.

Wie lassen sich diese Veränderungen der psychischen Eigenwelt erklären? Derartige Fragestellungen sind insbesondere für die psychiatrische Grundlagenforschung von Interesse, da die durch Drogen induzierten Veränderungen auch als Modelle für das Geschehen bei psychiatrischen Erkrankungen, insbesondere den Bewusstseinsveränderungen bei schizophrenen Psychosen verwendet werden können. Denn bei einschlä-

---

107 Dabei ist das Gehirn keine Rechenmaschine, sondern eine Bewertungsmaschine. Die Voten sind immer auf etwas aus: sie mögen etwas oder lehnen etwas ab.

108 Huxley, A.: Die Pforten der Wahrnehmung. 11. Auflage. Piper, München, 1984

gigen psychiatrischen Erkrankungen, den Psychosen, sind vor allem die Wahrnehmungsprozesse grundlegend verändert, wie z. B. bei der Schizophrenie die Wahrnehmungsprozesse durch Wahnwahrnehmungen, Halluzinationen, illusionäre Verkennungen etc. verändert sind. Andererseits sind Aufmerksamkeits- und Wahrnehmungsstörungen für unvertraute Reize auch bei Patienten mit Angststörungen und Depressionen in spezifischer Weise verändert. Insofern stehen quantifizierende Untersuchungen zu Wahrnehmungsstörungen im Zentrum des Interesses der psychiatrischen Grundlagenforschung, insbesondere auch deshalb, weil moderne Methoden der Hirnforschung neuartige Zugänge zu internen Prozessen bei der Prozessierung der Wahrnehmungsvorgänge eröffnen und somit gänzlich neuartige Untersuchungen ermöglichen.

Die hierbei anwendbaren Methoden lassen sich heuristisch durch die Dimension der Subjektnähe bzw. Subjektferne unterscheiden und hierarchisch anordnen. Dabei zeichnen sich die Wahrnehmungstests und insbesondere die dabei von meiner Arbeitsgruppe angewandte wahrnehmungspsychologische Illusionsforschung durch eine besondere Subjektnähe und unmittelbare Erlebbarkeit aus, während die funktionellen bildgebenden Verfahren den neurobiologisch objektiveren und subjektferneren Status haben, wie übrigens auch die ereigniskorrelierten Potentiale und die Magnetenzephalographie.[109]

4.6 Wahrnehmungspsychologische Untersuchungen in der Psychiatrie

Eine grundlegende Erkenntnis hierbei besagt, dass die Wahrnehmung vom neurobiologischen Standpunkt aus nicht als ein in sich einheitlicher Prozess interpretiert werden kann. Vielmehr liegt der Entstehung von Wahrnehmungsleistungen ein interaktiver neurobiologischer Wechselwirkungsprozess verschiedener Subkomponenten zugrunde, wobei sog. „bottom-up"-Komponenten sich mit „top-down"-Mechanismen in interaktiver Weise überlagern. Bei Systeminstabilitäten und widersprüchlichen Resultaten scheint es zudem so etwas wie eine interne Korrektur- und Zensur-Komponente zu geben, die sog. „wirklichkeitsüberarbeitende" Funktionen auszuüben scheint und dabei nach dem Prinzip der Dominanz von gespeicherten Regularitäten vorzugehen scheint. Die neurobiologischen Mechanismen der „bottom-up"-Komponenten sind sehr gut aufgeklärt und funktionieren nach den von Hubel & Wiesel beschriebenen Kategorisierungs-Mechanismen[110], wohingegen die Konzeptualisierungs-Kompo-

---

[109] vgl. Dietrich D.E., Mischnik C., Emrich H.M.: Aspekte der Affektregulation und (funktionellen) Bildgebung bei (schizo-)affektiven Psychosen. In: Schizoaffektive Psychosen – Diagnostik und Therapie. Verlag Wissenschaft und Praxis, Sternenfels, 2005: 143-178

[110] Hubel & Wiesel, 1979 (Ref. 30)

nenten im Sinne der „top-down-Strategien“, wie sie Z. B. von Sir Gregory beschrieben wurden[111], erst in letzter Zeit genauer konzeptualisiert worden sind. Hiernach scheinen – wie von Desimone et al.[112] ausgeführt – Fasern des präfrontalen Kortex direkt zum Temporallappen bis hin zum Hippocampus zu deszendieren und hier sog. „Comparator-Funktionen“ zu aktivieren. In diesem Sinne ist verständlich, was Markowitsch[113] vor einem Jahr und vor Kurzem auch Heinze[114] in Magdeburg beschrieben haben, dass nämlich deklarative (im Gegensatz zu episodischen) Gedächtnisleistungen mit hippocampalen Aktivierungen einhergehen.

Geht man von einer neurobiologischen Interaktivität der Wahrnehmung und deren Störungen bei psychotischen Erkrankungen aus, so lässt sich die Hypothese aufstellen, dass psychotisch gestörte Wahrnehmung durch ein Dysequilibrium der Interaktion zwischen verschiedenen Subkomponenten des Wahrnehmungssystems zustande kommt. Es ist bereits die systembiologische Hypothese aufgestellt worden, dass der psychotischen Wahrnehmung eine Desintegration insofern zugrunde liegt, als es zu einer Schwäche von „wirklichkeitsanpassenden“ Zensurkomponenten bzw. zu einer mangelnden Interaktivität zwischen top-down- und bottom-up-Komponenten kommt.[115]

Derartige Fragestellungen lassen sich, wie bereits Gregory gezeigt hat[116], durch quantifizierende wahrnehmungspsychologische Untersuchungen unter Verwendung von Wahrnehmungsillusionen, insbesondere des visuellen Systems, untersuchen. Hierbei lässt sich zeigen, dass vor allem die bereits von Mach und Yellott[117] untersuchte dreidimensionale Inversionsillusion ein besonders geeignetes Paradigma darstellt, das einen sehr sensiblen state-marker für propsychotische wahrnehmungsverändernde systemphysiologische Bedingungen bei Probanden und Patienten in der Psychiatrie repräsentiert. Konkret bedeutet dies, dass Diskrepan-

---

111 Gregory, R.L.: The confounded eye. In: Gregory, R.L. & E.H. Gombrich (eds.) Illusion in nature and art. Freeman, Oxford, 1973, pp 49-96

112 Desimone R, Miller EK, Chelazzi L, Lüschow A. Multiple Memory Systems in the Visual Cortex. In: The cognitive Neurosciences. Gazzaniga M, ed. Cambridge, Massachusetts: MIT Press 1995; 475-486

113 Markowitsch, H.J.: Anatomical Basis of Memory Disorders. In: Gazzaniga M. (ed.) The cognitive Neurosciences. MIT Press, Cambridge, Massachusetts, 1995, pp 765 – 779

114 Heinze, H,-J.; Mangun, G.R.; Burchert, W.; Hinrichs, H.; Scholz, M.; Münte, T.F.; Gös, A.; Johannes, S.; Scherg, M.; Hundeshagen, H.; Gazzaniga, M.S.; Hillyard, S.A.: Combined spatial and temporal imaging of spatial selective attention in humans. Nature 1994; 392: 543 - 546

115 Emrich, H.M.: Psych Anthropologie, 2008 (Ref. 16)

116 Gregory, R.L., 1973 (Ref. 111)

117 Yellott, J.I. Jr.: Binocular depth inversion. Sci. Am. 1981; 245: 118-125

zen, die bei komplexen dreidimensionalen Objekten zwischen „erwarteter Wirklichkeit“ und tatsächlicher Sinnesdatenlage zu „illusionären Wahrnehmungen“ führen, bei psychotisch gestörten Patienten in abgeschwächter Form oder gar nicht auftreten. Die wahrnehmungspsychologische Forschung macht sich dabei den Umstand zunutze, dass das binokuläre visuelle System im Nahsehraum bis zu 2-3 m die sog. „Querdisparation“ retinal abgebildeter Objekte verwendet, um deren räumliche Tiefe im Sehfeld gewissermaßen quantitativ zu „berechnen“. Bei artifizieller Umkehrung der lateralen Richtung der Querdisparation kommt es zu einer Umkehrung der berechneten Orientierung des abgebildeten Objekts im Sehraum, wobei aber diese Richtungsumkehr bei semantisch bedeutungsvollen Objekten von gesunden Subjekten wahrnehmungspsychologisch nicht mitvollzogen wird, weil eine illusionär bedingte „Zensurleistung“ des sog. „ratiomorphen Apparats“ die „plausiblere“ Wahrnehmungsinterpretation gegen die nicht plausiblen Sinnesdaten im Sinne eines „Vetos“ durchsetzt. Anhand von paradoxen dreidimensionalen Abbildungen lässt sich dieser Umstand gut veranschaulichen, wie z. B. in der Abbildung die Darstellung eines Fingers, der in die Kavität einer Bärenhohlmaske „eintaucht“ (siehe Abb. 7).

Derartige Vorzeichenumkehrungen der Querdisparation lassen sich im wahrnehmungspsychologischen Labor durch entsprechende dreidimensionale Computerrepräsentationen mit einer entsprechenden Spiegelapparatur realisieren. Psychotische Patienten können – wie meine Arbeitsgruppe in den letzten Jahren zeigte[118] – derartige Vorzeichenumkehrungen der Querdisparation nicht durch entsprechende wirklichkeitsüberarbeitende Korrekturleistungen kompensieren. Sie haben vielmehr paradoxe Wahrnehmungserlebnisse, die den realen, d. h. den Sinnesdaten entsprechenden Wahrnehmungsleistungen nahe kommen, aber in gewisser Hinsicht nicht durch Plausibilitätskontrollen überarbeitet worden sind. Derartige Befunde sind an psychotischen Patienten aus dem schizophrenen Formenkreis erhoben worden, wobei sich die Hauptdifferenz der Daten bei den semantisch bedeutungsvollen Objekten wie z. B. menschlichen Gesichtern oder vertrauten Haushaltsgegenständen ergaben, während semantisch weniger bedeutungsvolle Objekte geringere Differenzen in der quantifizierenden wahrnehmungspsychologischen Methodik induzierten.

---

118 vgl. Emrich, H.M., Leweke, F.M., Schneider, U.: Systems-Theory of Psychosis – the Relevance of „Internal Censorship“. Pharmacopsychiatry 2006; 39 Suppl 1: S52-S53

5.0 Zur Neuropsychologie von Psychosen

Das, was in der bisherigen Darstellung der Neuropsychologie der Schizophrenie als „interne Zensurschwäche“ (als System-Schwächeeigenschaft kortikaler neuronaler Systeme) herausgearbeitet worden ist, wird von einem führenden Forscher der Neurobiologie von Psychosen, Christopher Frith aus London, als System-Schwäche der internen Monitoreigenschaft für „voluntariness“, für intendiertes Handeln, dargestellt.[119]

Friths Arbeitsgruppe hat dabei zur Untersuchung der Frage nach dem inneren Monitor für intentionales Handeln und dessen Störung funktionelle bildgebende Verfahren, insbesondere Positronen-Emissionstomographische Untersuchungen durchgeführt, die sich speziell auf die Funktion von „Comparatorsystemen“, den Hippocampus und den präfrontalen Kortex bezogen haben.

Christopher Frith und seine Arbeitsgruppe zeigte in einer Reihe eingehender Studien mit raffinierter Technik und aufregenden Resultaten, dass psychotische Patienten mit Halluzinationen dann, wenn sie innerlich – im Sinne von Imaginationen – fremde Stimmen sich vorstellten, eine auffällige funktionelle Verminderung der Aktivität im Bereich des linken Temporallappens aufwiesen. Diese Funktionsveränderung haben die Autoren als veränderte Fähigkeit des Gehirns gedeutet, den eigenen Sprechakt-Funktionszustand im Verhältnis zu fremden Sprechakt-Funktionszuständen gewissermaßen auf einem „Monitor“ darzustellen. In der von meiner Arbeitsgruppe erarbeiteten Sichtweise entspricht dieses Ergebnis einer verminderten internen Zensur- und Kontrollleistung des Zentralnervensystems für fremde Funktionszustände, so dass sich als eine wahrscheinliche Deutung der Neuropsychologie von Psychosen ergibt, dass in psychotischen Zuständen die in Temporalregionen funktionell organisierten Comparator- und Wirklichkeits-Zensurleistungen gestört sind.

6.0 Bewusstseinsstörungen bei Borderline-Persönlichkeitsstörungen und dissoziativen Zuständen

Eine der Schwierigkeiten, mit denen jede Bewusstseinstheorie konfrontiert ist, betrifft den Befund, dass Menschen nicht in einer einzigen Bewusstseinswelt leben, nicht auf einen einzigen „frame“ festgelegt sind, sondern dass wir in einer Multiplizität verschiedener Bewusstseinsbereiche mental vorkommen, zwischen denen wir gewissermaßen ständig hin-

119 Frith, Ch.D.; Done, D.J.: Towards a Neuropsychology of Schizophrenia. Br. J. Psychiatry 1988; 153: 437-443

und heroszillieren. Es gibt nun aber Ausnahmezustände, psychische Notsituationen, in denen die Fähigkeit des kognitiven Systems, zwischen diesen verschiedenen seelisch-geistigen Domänen des Selbst „virtuos" hin und her zu springen, ohne dass es dabei zu spürbaren Beeinträchtigungen der seelisch-geistigen Integrität kommen würde, zu Defektzuständen, die man gewissermaßen als das Aufbrechen innerer „Sollbruchstellen" des bewusstseinsgenerierenden Apparats aus rein psychologischen Gründen bezeichnen könnte. Ein derartiges nichtpsychotisches Geschehen aus Gründen der Psychodynamik, ein Zusammenbruch von das Selbst stabilisierenden Selbstwahrnehmungsillusionen könnte man als die häufig traumatisch bedingte Wurzel für das Auftreten von dissoziativen Zuständen bezeichnen, von Zuständen, innerhalb denen die Einheitlichkeit des Subjekts, die Einheit des Ich, in dem Sinne gestört ist, dass mehrere Personen, mehrere Selbstanteile des Subjekts unvermittelt nebeneinander bestehen, wie dies z. B. für traumatisierte Inzestopfer nach sexuellen Übergriffen beschrieben worden ist.[120] Derartig traumatisch bedingte psychologisch verstehbare Störungen der Kohärenz des Zusammenhangs zwischen verschiedenen Bewusstseinsbereichen und Zuständen der Subjektivität stehen derzeit im Zentrum psychopathologischer und neurobiologischer Forschung. Diese Untersuchungen zeigen, dass die Einheitlichkeit von Subjektivität, die innere Geschlossenheit der Einheit des Ich, ein durch komplexe neurobiologische Prozesse errungenes und in diesem Sinne aber auch gefährdetes Ergebnis komplexer Interaktionen intermodaler Vorgänge der Vermittlung zwischen Kognition und Emotion auf verschiedenen kognitiven und Wahrnehmungsfeldern darstellt. Es ist zu erwarten, dass insbesondere die funktionelle Bildgebungsforschung in Verbindung mit der Traumaforschung hier zu wesentlichen neuen Ergebnissen zur Theorie der Entstehung von Bewusstsein führen wird.

7.0 Schlussfolgerungen

Einer der großen Theoretiker des deutschen Idealismus, der Philosoph Schelling, hat einmal ausgeführt, dass all das, was in einer Theorie des „Rahmens" von Bewusstsein gesagt werden kann, nur die Erscheinungs-, und Konstitutionsbedingungen betrifft, aber nicht die Sache selbst, um die es beim Bewusstseinsphänomen geht. Schelling nannte dies die „negative Philosophie", eine Philosophie, die noch ohne ihren Gegenstand ist.[121] Insofern könnte man sagen, dass die hier entwickelte Theorie des

[120] Gast, U., 2001 (Ref 55)

[121] Schelling, F.W.J.: Philosophie der Offenbarung - *1841/42.* Suhrkamp, Frankfurt a.M., 1993

Bewusstseins sich auf die „negative Bewusstseinstheorie“ beschränkt hat. Um hier weiter zu kommen, bedürfte es einer tiefer gehenden Hermeneutik des Bewusstseins. Dies würde aber den Rahmen des vorliegenden Referats sprengen. Zusammenfassend lässt sich vielleicht sagen, dass die vielfältigen Störungsmuster bewusstseinsbildender Prozesse dafür sprechen, dass Bewusstsein gewissermaßen „unteilbar“ ist, sich nicht auf Teilbereiche von Selbstbewusstsein im Sinne von „self awareness“ und Selbsttransparenz der Selbstvergewisserung reduzieren lässt. Vielmehr spricht Vieles dafür, dass Bewusstsein, als Intentionalität i. S. v. Brentano, nämlich des Sich-auf-etwas-Beziehens, eine Grundeigenschaft Konzepte erzeugender kognitiver Systeme darstellt, die somit mentale Eigenschaften haben. Das Selbstbewusstsein, das uns Menschen so zentral erscheint, und in welchem wir den Tieren überlegen zu sein glauben, bedeutet demnach einen spezifischen Vollzug kognitiver Systeme insofern, als der Prozess des „Framings“ der eigenen Gedanken der intentionale Gegenstand eines anderen Frames wird. Im Selbstbewusstsein werden diese beiden Denkinhalte so aufeinander bezogen, dass ein kohärentes gemeinsames Bild entsteht, das das Betrachten des eigenen Denkens, d. h. den Vollzug des „cogito sum“, zum Gegenstand hat. Dass es so etwas wie Bewusstsein des Bewusstseins, d. h. Selbstbewusstsein geben kann, hängt damit zusammen, dass es Prozesse der Selbstthematisierung im Zentralnervensystem gibt. Kognitive Prozesse können wiederum Gegenstände anderer kognitiver Prozesse darstellen. Die sich hier abspielenden Vorgänge werden als Meta-Repräsentationen bezeichnet, was in Systemtheorien als das Problem der Selbstreferentialität erscheint und in der Philosophie des Geistes, beispielsweise bei Harry Frankfurt, zur Grundlage von „Wünschen zweiter Ordnung“ gemacht wird.

Somit lässt sich feststellen, dass der Bewusstseinsbegriff offenbar zu vieldeutig ist und zu viele heterogene Teilaspekte umfasst, um allein neurobiologisch fundiert werden zu können. Es gibt aber Aspekte der phänomenalen Bewusstheit, die sich in einem neurophysiologischen Rahmen abspielt, der durch bestimmte Aspekte der Alltagserfahrung und der Pathologie reguliert werden kann. Die Erweiterung dieses Rahmens erschließt Aspekte einer vorher nur potentiellen Bewusstheit und diese Aspekte zusammengenommen mögen eine Grundlage für eine neurobiologische Erkenntnistheorie des Bewusstseins darstellen.

7.1 Schlussbemerkung

Abschließend möchte ich den Begriff der Bewusstheit in die Nähe des Informationsbegriffs rücken, insoweit dieser mit „Bedeutung“ zu tun hat: Information ist – als der Vergleich mit dem bereits Vorhandenen – ein Paradigma für Bewusstseinsprozesse, in denen stets ein Vergleich des aktuellen Geschehens mit dem im Gedächtnis gespeicherten Vorhandenen erfolgt. In diesem Sinne sagt von der Maalsburg, das Gehirn sei ein Signifikanzdetektor.[122] In diesem Sinne könnte man formulieren: Bewusstsein ist derjenige Rahmen, innerhalb dessen sich diese Signifikanzdetektion abspielt, und zwar in einer Kohärenz von Kognition, Wahrnehmung und Bewertung.

Dabei besteht dieser Rahmen – das hoffe ich gezeigt zu haben – in der Verbindung von kognitiven mit bewertenden emotionalen Gehalten.

8.0 Bewusstsein und Dissoziation

Eine besondere Eigenschaft des Bewusstseins ist somit die Bewusstseins-Ambiguität, die Widersprüchlichkeit im Bewusstsein, wie sie sich besonders in dissoziativen Zuständen zeigt.

Die Einheit des Bewusstseins ist keine unproblematische Selbstverständlichkeit des sich selbst setzenden und sich selbst erfahrenden und reflektierenden Bewusstseins und kann es nicht sein. Diese Erkenntnis verdankt sich allerdings nicht der Postmoderne, sondern der Romantik, wo an allen kulturhistorischen Ecken und Enden und in Tausenden von Variationen und Ausschmückungen von der Vielfältigkeit und Widersprüchlichkeit, der inneren Zerrissenheit und dem Doppelgängertum des Ich die Rede ist, so dass bereits in der Romantik – z. B. von E. T. A. Hoffmann in „Die Elixiere des Teufels“ und von Hugo von Hofmannsthal in dem „Andreas“-Roman – eher von dem Ich i. S. v. einem Wir im Bewusstsein gesprochen werden kann als von einer gegebenen Ich-Kohärenz i. S. v. einer Einheit. Damit ergibt sich die in der Romantik, z. B. schließlich bei Dostojewskij im Doppelgänger-Roman, auftauchende Frage: „In welcher Weise können wir unser Ich als ein Wir, gewissermaßen als eine Familie von „Bewusstseins“ (im Plural), von Bewusstseinszuständen, erleben und vollziehen? Hierbei steht der romantische Dichter und Philosoph – exemplarisch Hegel – vor der Aufgabe der Lösung des Paradoxons im Ich-Bewusstsein. Der Philosoph Dieter Henrich nennt es das „Selbstverhältnis“ des Menschen[123], das sich folgendermaßen beschreiben lässt: Das Ich-Bewusstsein, als Selbst-Bewusstsein, wird stets in der Paradoxie erlebt, dass einerseits das Selbst – als eines Ich – nur radikal als Einheit gedacht werden kann, da sonst Moralität nicht möglich ist: niemand ist verpflichtet, ein Versprechen, das er als ein Anderer gegeben hat, zu halten, wenn es keine Kontinuität und Einheit der Person gibt; andererseits aber können wir Menschen uns selbst nur im Selbstumgang und unter der Be-

---

[122] von der Maalsburg, Ch., 1993 (Ref. 48)

[123] Henrich, D., 1982 (Ref. 59)

dingung des Ich als eines Wir verstehen und akzeptieren, d. h. unter der Bedingung, dass wir uns selbst als eine Familie von Bewusstseins auffassen. Dies deshalb, weil wir sonst mit unseren verschiedenen Selbst-Identifikationen und Rollen-Identitäten nicht zurechtkommen, diese nicht beschreiben können, uns zu ihnen nicht in ein adäquates Verhältnis setzen können.

Von dieser Warte aus, unter dem Eindruck der Wucht dieser Paradoxie, erscheint Selbst-Kohärenz, Einheit von Bewusstsein, nicht als etwas frei Haus Geliefertes und genuin Gegebenes, sondern als ein schwer zu erringendes, kostbares Gut, zu dem Menschen durch viele Identitäts- und Reifungskrisen hindurch sich vorarbeiten können und vielleicht müssen; und die Forderung von Friedrich Nietzsche: „werde der, der du bist“, hat dann eben gerade den Sinn einer Aufforderung zu dieser Weise der Selbstdurchdringung der Person, die zu einer Selbstkohärenz im Subjekt führt. Wie aber sieht diese Selbstfindung aus im Hinblick auf Trauma und Krise?

Bevor ich mich dieser Frage nähere, möchte ich die Bedeutung der hier erarbeiteten Tatsache, dass im Selbstbewusstsein des Menschen eine fundamentale Paradoxie stets vorhanden ist, beleuchten, und zwar anhand der Frage: Wie gehen wir Menschen normalerweise mit Paradoxien – mit unauflösbaren Widersprüchen – um? In der Physik, im Welle-Teilchen-Dualismus, müssen wir Elektronenwolken von Atomen und Molekülen zugleich als lokale Korpuskeln und als verteilte Wellen denken, ein Widerspruch, den wir dadurch auflösen, dass wir sagen, dass hier die Anschauung versagt. In der Frage des Selbstverhältnisses aber ist es nun so, dass Menschen auf diese Weise fundamental nicht beruhigt werden können. Sie insistieren auf der Unvereinbarkeit der Doppelperspektiven, sie verfallen in tiefe Angst und existentielle Sorge. Der Philosoph Odo Marquardt[124] sprach einmal davon, dass die Philosophie mit einer besonderen Form von Paradoxie-Toleranz zu tun habe: glückliche Philosophen! Wie aber geht es einem Menschen, der von der Anschauung, die „versagt“, nicht mehr absehen kann, weil er traumatisiert ist, weil eine seelische Narbe in ihm ihn zur Doppelperspektive zwingt, mit der er aber nicht umgehen kann, weil die kompensierenden, regulativen Ressourcen fehlen, die das Paradox durch die Generierung und Garantie einer kohärenten und lebbaren internen Wirklichkeitsillusion erträglich machen?

Zur Illustration dieses Umstands sei eine Passage aus dem Roman „Die Aufzeichnungen des Malte Laurids Brigge“ von Rainer Maria Rilke herangezogen:[125] „Die Existenz des Entsetzlichen in jedem Bestandteil der Luft. Du atmest es ein mit Durchsichtigem; in dir aber schlägt es sich

---

124 Marquard, O.: Abschied vom Prinzipiellen. Reclam, Stuttgart, 1987

125 Rilke, R.M.: Die Aufzeichnungen des Malte Laurids Brigge. Dtv, München, 1997

nieder, wird hart, nimmt spitze, geometrische Formen an zwischen den Organen; denn alles, was sich an Qual und Grauen begeben hat auf den Richtplätzen, in den Folterstuben, den Tollhäusern, den Operationssälen, unter den Brückenbögen im Nachherbst: alles das ist von einer zähen Unvergänglichkeit, alles das besteht auf sich und hängt, eifersüchtig auf alles Seiende, an seiner schrecklichen Wirklichkeit. Die Menschen möchten vieles davon vergessen dürfen; ihr Schlaf feilt sanft über solche Furchen im Gehirn, aber Träume drängen ihn ab und ziehen die Zeichnungen nach. Und sie wachen auf und keuchen und lassen einer Kerze Schein sich auflösen in der Finsternis und trinken, wie gezuckertes Wasser, die halbhelle Beruhigung. Aber, ach, auf welcher Kante hält sich diese Sicherheit. Nur eine geringste Wendung, und schon wieder steht der Blick über Bekanntes und Freundliches hinaus, und der eben noch so tröstliche Kontur wird deutlicher als ein Rand von Grauen. Hüte dich vor dem Licht, das den Raum hohler macht; sieh dich nicht um, ob nicht vielleicht ein Schatten hinter deinem Aufsitzen aufsteht wie dein Herr. Besser vielleicht, du wärest in der Dunkelheit geblieben und dein unabgegrenztes Herz hätte versucht, all des Ununterscheidbaren schweres Herz zu sein. Nun hast du dich zusammengenommen in dich, siehst dich vor dir aufhören in deinen Händen, ziehst von Zeit zu Zeit mit einer ungenauen Bewegung dein Gesicht nach. Und in dir ist beinah kein Raum; und fast stillt es dich, daß in dieser Engheit in dir unmöglich sehr Großes sich aufhalten kann; daß auch das Unerhörte binnen werden muß und sich beschränken den Verhältnissen nach. Aber draußen, draußen ist es ohne Absehen; und wenn es da draußen steigt, so füllt es sich auch in dir, nicht in den Gefäßen, die teilweis in deiner Macht sind, oder im Phlegma deiner gleichmütigeren Organe: im Kapillaren nimmt es zu, röhrig aufwärts gesaugt in die äußersten Verästelungen deines zahlloszweigigen Daseins. Dort hebt es sich, dort übersteigt es dich, kommt höher als dein Atem, auf den du dich hinaufflüchtest wie auf deine letzte Stelle. Auch, und wohin dann, wohin dann? Dein Herz treibt sich aus dir hinaus, dein Herz ist hinter dir her, und du stehst fast schon außer dir und kannst nicht mehr zurück,. Wie ein Käfer, auf den man tritt, so quillst du aus dir hinaus, und dein bißchen obere Härte und Anpassung ist ohne Sinn."

Die Pluralität des Bewusstseins des Traumatisierten ist in dieser Situation nicht mehr die Klaviatur, auf der das virtuose sich selbst stilisierende, die Beliebigkeit seiner Seinszustände auskostende, erprobende und abnörgelnde postmoderne Subjekt „vagabundieren" und „nomadisieren" kann (wie der Philosoph Ulrich Beck[126] sagt). Vielmehr ist die Vielfarbigkeit des bereits von David Hume entdeckten Bündel-Ichs die Opfer-

126 Beck, U., Giddens, A. & Lash, S.: Reflexive Modernisierung: Eine Kontroverse. Frankfurt am Main, Suhrkamp, 2007 (Neudruck)

stätte, auf der die Ich-Kohärenz sich auflöst, weil einfach die Kräfte nicht mehr ausreichen, die Selbstillusion aufrecht zu erhalten, dass die Mär stimmt von dem, dass ich der bin, der ich war und sein werde.

Die Tatsache der Bewusstseins-Dissoziation nach einer Traumatisierung, die durch viele Studien belegt und als ein Prinzip in der Psychopathologie nicht mehr anzweifelbar ist, wird üblicherweise erklärt, indem man annimmt, der traumatisierte Mensch entferne sich deswegen aus sich selbst, weil er den Zustand seiner Traumatisierung nicht mehr ertrage, „flüchte" in einen tranceartigen Zustand der Selbstentfremdung und persistiere schließlich in diesem dissoziativen Zustand. Ich bin mir aber nicht sicher, wie gut dieser Aspekt der Dissoziations-Psychopathologie wirklich belegt ist und ob er nicht ein wohlgefälliges und wohlfeiles Postulat darstellt, das eine psychopathologische Wissenslücke nur sinnreich auffüllt. Die Ableitung, die ich Ihnen vorstellte läuft auf z. T. anderen Bahnen. Ich vertrete die These, dass das Selbstbewusstsein, als es selbst, gewissermaßen urwüchsig und naturwüchsig eine Paradoxie enthält, zu der eine korrespondierende, regulierende und illusionserzeugende Paradoxietoleranz als eines korrespondierenden Kontrapunktes hinzugehört. Des weiteren bin ich der Ansicht, dass traumatisierte Menschen – egal in welcher Bewusstseins-Verfasstheit – ob in dissoziierter oder in dieser Situation naiv hingegebener Weise – sie die Traumatisierung erlebt haben, nach dem Manifestwerden, nachdem sie sich also (reflexiv) darüber klar geworden sind, dass und wie die Traumatisierung stattgefunden hat, in dissoziative Zustände geraten können bzw. sogar geraten müssen, weil sie nicht mehr die Ressourcen für regulative Kompetenzen aufweisen, die erforderlich sind, um die illusionären Wirklichkeitsfiktionen aufzubauen, die mit einem in sich geschlossenen und einheitlichen Selbstbildnis, einem kohärenten Selbst-Konzept, einhergehen.

Um diese Lage auch kasuistisch zu verdeutlichen, trage ich Ihnen kurz die Vignette einer Kasuistik vor, die mit den identitätspsychologischen Aspekten der personalen Identität der Kontinuität der Person über die Zeit zusammenhängt.

Es handelt sich um eine zum Behandlungszeitpunkt 29-jährige Patientin im Zustand nach einem schwerem Suizidversuch mit Insulin, eine Arzttochter, die sich von ihrer älteren Schwester als beherrscht und kontrolliert erlebt, die im Zustand zunehmender innerer Verschlossenheit und Rückgezogenheit nach dem Abitur ein ungezieltes Jurastudium begann. Im Rahmen immer stärker werdender psychosozialer Konflikte mit Kontaktmangel und intensiven Symptomen einer Borderline-Persönlichkeitsstörung kommt es zu heimlichem über ein halbes Jahr andauerndem Einnehmen des Blutverdünners Marcumar zum Zweck eines schleichenden Suizids, zu selbstverletzendem Verhalten durch Schnitte und fürchterliche Zigaretten-Verbrennungen an den Handgelenken, Essen von Tabak und ungezielten Einnahmen von Psychopharmaka und schließlich einer Selbstinjektion mit Insulin. In der weiteren Untersuchung und Behandlung stellen sich immer deutlicher dissoziative Zustände heraus, wobei sie im Rahmen der notwendig gewordenen Zwangsbehandlung eine antisuizidale Therapieabsprache mit dem Argument ablehnt, dass sie nicht wissen könne, wer sie sein werde, wenn die Zwangsmaßnahmen beendet sein würden. In einer späteren Phase der Therapie berichtet sie über diese Krisensituation: „Wie soll ich eine Absprache treffen für jemanden, den ich nicht kenne?" In den therapeutischen Übertragungssituationen mit den Ärzten kommen die traumatisierenden Erlebnisse der frühen Kindheit zum Vorschein, wie z. B. vaginale Untersuchungen durch den Vater; Gewalttätigkeit des Vaters, wobei die Patientin berichtet, sie habe sich lieber schlagen lassen, als die unerträgliche Spannung davor auszuhalten. In der poststationären Therapiephase berichtet die Patientin, sie könne überhaupt nicht Radfahren und ihr Fahrrad sei nicht in Ordnung. Zwei Tage später wird sie in der Eilenriede beobachtet mit einer perfekten, elegant sportiven Radfahrermontur auf einem Sportrad in rasender Fahrt. In solchen Situationen kommt es offenbar eindeutig zu einer kompletten Aufhebung der personalen Kontinuität, wie in diesem Fall durch die auf eine frühkindliche Traumatisierung zurückgehende dissoziative Störung der Patientin.

Zur weiteren Illustration zeige ich Ihnen die filmische Darstellung einer multiplen Persönlichkeit nach frühkindlicher sexueller Traumatisierung in dem Film „Frank" von Hans Weingartner, dem Filmautor von „Das weiße Rauschen", mit dem ich bereits in mehreren Filmproduktionen zusammengearbeitet habe.

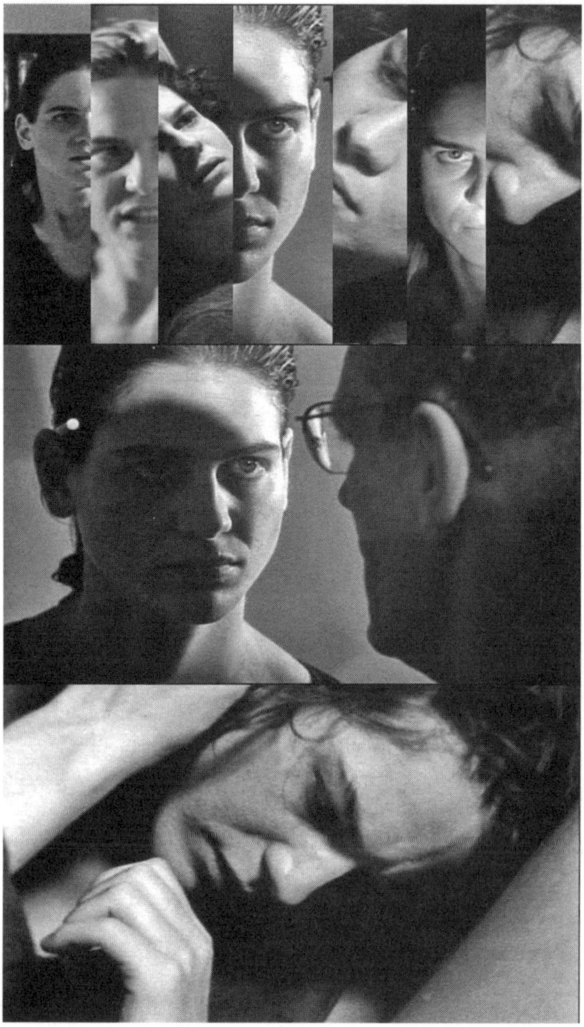

Stills „FRANK“, Hans Weingartner, 1999

Ein weiteres eindrucksvolles Beispiel für die Rolle der dissoziativen Zustände im Bewusstsein finden wir bei dem großen Filmemacher Alfred Hitchcock. Hitchcock hat nicht nur mit seinem Film „Psycho“ neue Maßstäbe gesetzt für psychisches Geschehen in seiner Darstellung im Psychothriller, sondern er hat in Filmen wie „Spellbound – Ich kämpfe um dich“, „Marnie“, „Vertigo“, „Die Vögel“ die ganze Spannbreite der prägenden Kraft psychischer Prozesse für große Melodramfilme vorgeführt. Dabei ist es ihm aber insbesondere gelungen, die Psychiatrie nicht nur als Folie zu benutzen, sondern – erstaunlicherweise – ca. 20 Jahre bevor die Neopsychoanalyse und die moderne Psychiatrie diese Zusammenhänge neu analysierten, nämlich bereits in den 50er und 60er Jahren darzustellen, inwiefern für psychiatrisch und gerade auch forensisch-psychiatrisch höchst ungewöhnliches, deviantes Verhalten ausschlaggebend nicht in erster Linie autonome unbewusste psychische Prozesse sind, wie Freud sie beschrieben hat, sondern dass hier die frühe Traumatisierung das zentrale Agens darstellt. Dies ist sowohl in „Psycho" gezeigt worden als auch in „Spellbound – Ich kämpfe um dich" und in „Vertigo". Eine besonders eindrückliche Darstellung findet sich in dem Film „Marnie", in dem eine Kleptomanin dargestellt ist, die kleptoman wurde auf der Grundlage eines schweren psychischen Traumas, innerhalb dessen sie mit dem Feuerhaken einen Matrosen, einen Liebhaber ihrer Mutter, erschlug. Sehen Sie als Filmbeispiel für die prägende Kraft der Psychodynamik den ungeheuer eindrucksvollen Ausschnitt aus dem Film, in dem die Kleptomanin den Tresor ausrauben möchte, sich gleichzeitig aber wiederum zurückhalten möchte, wobei die ganze Ambiguität, die ganze Ambivalenz der inneren Widersprüchlichkeit solcher Handlungen filmisch ausgeschöpft und dargestellt wird und wobei andererseits der von Sean Connery dargestellte Verlobte ihr deutlich macht: „Greif nur zu, es gehört dir ja!"

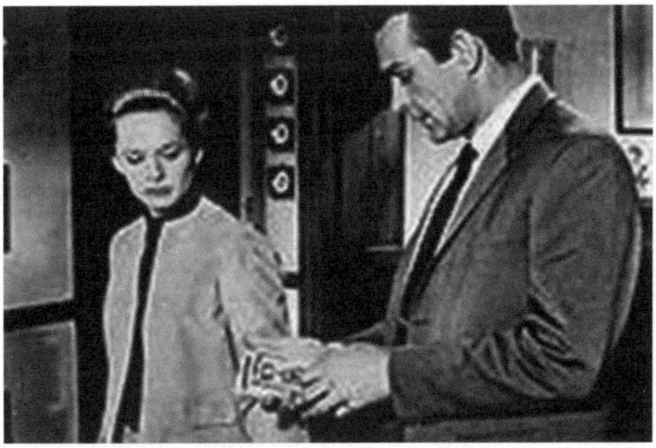

Still „Marnie", A. Hitchcock, 1964

9.0 Zu einem möglichen meta-theoretischen Rahmen – über Neurobiologie, Bewusstsein und Spiritualität

Meine sehr verehrten Damen und Herren, ich hatte Ihnen eingangs gesagt, dass es im Grunde keine wirklich legitime Verbindung gibt, keinen kohärenten Erklärungsbezugsrahmen, innerhalb dessen man Neurobiologie, Bewusstsein und Spiritualität zusammendenken, zusammenerklären kann, und dass Jürgen Habermas zurecht vom „szientistischen Missverständnis in der Psychoanalyse“ spricht. Andererseits stellt sich nach diesen im Vortrag gezeigten doch ganz interessanten Parallelen zwischen Neuropsychologie und subjektiver Erfahrung die Frage, ob es nicht vielleicht doch einen legitimierenden meta-theoretischen Rahmen für eine derartige Verbindung gibt. Eine entsprechende Skizze habe ich vor ca. 14 Jahren in meinem Buch „Psychiatrische Anthropologie“ gegeben mit folgender Argumentation: Wenn die von den Neurobiologen so hochgeschätzten Gehirne als lebende Systeme *sui generis* interpretiert werden, so sind sie ja in der Kantischen Philosophie in phänomenologischer Hinsicht als „phainomena“, d. h. der Welt der Erscheinungen zugehörig, zu interpretieren. Hinter dieser Welt der Erscheinungen steht aber letztlich das „Ding an sich“, d. h. das menschliche Gehirn jenseits seiner Phänomenologie. Dieses System könnte man auch als eine Art „Hypersystem“ interpretieren, das sich der empirischen Erklärung und Erforschung nur teilweise als zugänglich erweist. Solche Hypersysteme sind weder materiell noch mental konstituiert und existieren in einer Welt eines vorgängigen, nicht reduktiven Monismus.

Die in der Abb. 23 angedeutete Struktur des Hypersystems („Bráïn“ im Gegensatz zu „Brain“) weicht absichtlich von der bekannten Erscheinungsform des Gehirns ab, um deutlich zu machen, dass es sich hier um Geometrien und raum-zeitliche Gegebenheiten handelt, die sich dem uns verfügbaren kategorialen Schema entziehen.

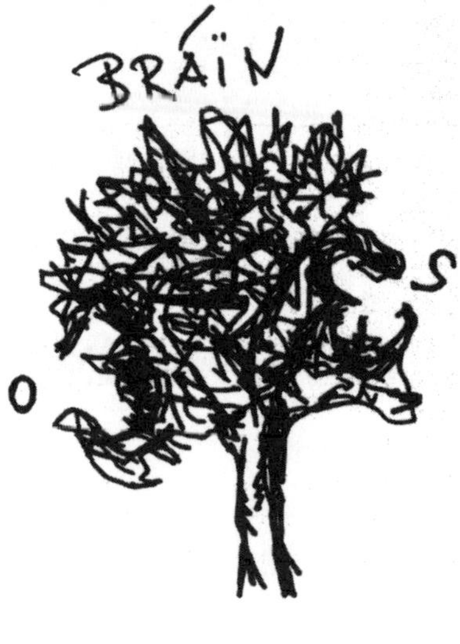

Abb. 23: Schematische Repräsentation des Hypersystems „BRÁÏN“ mit zwei separaten Organisationsstrukturen zur Erzeugung von Objektivierungs- und Subjektivierungs-Programmen.

(F. H. Jacobi hat versucht, dieses Problem mit den folgenden Worten anzudeuten: „Nur was wir konstruieren, das verstehen wir auch“[127], und grenzt von dieser Weise zu verstehen die „vernehmende Vernunft“ ab, um zu zeigen, dass sich mit der verfügbaren systemeigenen Konstruktionsfähigkeit uns doch gerade nicht die Gesamtheit der Konstitutivmomente und deren Gehalte erschließen, die unser geistiges Sein ermöglichen bzw. darstellen.) Hypersysteme sind weder materiell noch mental konstituiert und existieren in der Welt eines vorgängigen, nicht-reduktiven Monismus. Hypersysteme organisieren aus sich heraus zwei bewusstseinsfähige Programme, die in dem von uns vollzogenen Bewusstseinshorizont separat ablaufen: einerseits Objektivierungsprogramme, d. h. „Verdinglichungsprogramme“, unter deren Einfluss wir in der Lage sind, „Gegenstände“ zu erfassen und aufzubauen, andererseits „Verichlichungsprogramme“, d. h. „Mentalisierungsprogramme“, die es uns ermöglichen, in Gefühls- und Gedankenwelten geistig-seelische Vollzüge zu erleben. In dem von uns erlebten Körper-Seele-Dualismus werden diese beiden Typen von Programmen gegeneinander ausgespielt, was zu weltanschaulichen Verwicklungen (bzw. Aporien) führen muss. Dass diese beiden Typen von Programmen von Hypersystemen überhaupt generiert werden können, dürfte mit deren „intentionalen“ Eigenschaften zu tun haben. Intentionale Systeme (vgl. John Searle) haben die Eigenschaft, nicht nur das zu repräsentieren, was sie an sich selbst sind, sondern sie sind insofern in der Lage, Horizonte zu eröffnen, als sie etwas „meinen“, „auf etwas zeigen“, „auf etwas verweisen“, „etwas bedeuten“ können. Intentionale Hypersysteme könnte man als die Antwort auf die Wittgensteinsche Problemstellung bezeichnen: „Denn sicherlich musst du, um die Bedeutung von ‘Bedeutung’ zu verstehen, auch die Bedeutung von ‘Erklärung der Bedeutung’ verstehen“.[128] In diesem Sinne sind Hypersysteme mit der Fähigkeit ausgestattet, zwei Arten von intentionalen Leistungen zu erbringen: einerseits Verdinglichungen (wobei die Verweisstruktur so konstituiert ist, dass Objekte, Dinge, Gegenstände erscheinen i. S. v. Material, Materie etc.), andererseits Verichlichungen (wobei die Verweisstruktur so konstituiert ist, dass Mentales erscheint, d. h. entweder Denken oder Emotionen, wobei das Aufscheinen des intentionalen Gehaltes „ich“ eine sehr späte Erwerbung der Evolution darstellen dürfte). Die Verdinglichungs- und Verichlichungs-Programme (Seele – Denken) stehen zueinander in einem gewissen inversen Komplementärverhältnis, weshalb *cogitatio* und *extensio* nicht gleichzeitig gedacht werden können, einander ausschließen (phänomenologischer Dualismus), wobei ontologisch gesehen nichtsdes-

---

127 Jacobi, F.H.: Werke, Bd. IV, Beilagen zu den Briefen über die Lehre des Spinoza, No. VII. Wissenschaftl. Buchgemeinschaft, Darmstadt, 1980

128 Wittgenstein, L.: Das Blaue Buch., 1984 (Ref. 63)

totrotz ein nicht-reduktiver Monismus eines intentionalen Hypersystems zugrunde liegt. Dieser besonderen Grunderfahrung der psychophysiologischen Forschung hat J. Fahrenberg in seinem Komplementaritätsmodell Rechnung getragen.[129] Eine „Hypersprache", ein „bráïn-talk", könnte nach neuesten Untersuchungen von W. Singer[130] in der Kohärenz von ca. 50 Hz-Oszillationen im intermodalen Abgleich von Sinnesdaten liegen.[131]

Es lassen sich demnach drei unterschiedliche „Sprachen", sog. „Codes" unterscheiden: 1. ein mentaler Code („mind-talk") und 2. ein neuronaler Erregungscode („brain talk"), wobei angenommen wird, dass es 3. einen beide ermöglichenden bedeutungsgenerierenden Hypersystem-Code gibt („bráïn talk"), der allerdings nicht direkt neurophysiologisch messbar, sondern nur durch Rekonstruktion erschließbar ist (Abb. 24).

Heuristische Ebene	Code	Beobachtbarkeit
Mentales System (Gedanken, Gefühle)	Bedeutungscode *(„mind talk")*	Selbstbeobachtung
Neuronales System	Erregungscode (Intensität von Erregung/ Hemmung) *(„brain talk")*	Physiologisch direkt ableitbar (Elektrophysiologie, Neurochemie)
Hypersystem	Bedeutungsgenerierender Code *(„bráïn talk")*	Nur durch Rekonstruktion aufgrund von Messungen erschließbar.

Abb. 24: Schema der verschiedenen Ebenen von „mind-talk", „brain-talk" und „bráïn talk"

129 Fahrenberg, J.: Das Komplementaritätsprinzip in der psychophysiologischen Forschung und psychosomatischen Medizin. Zs. f. klin. Psych. Psychother. 1979; 27: 151-167

130 Singer, W.: Zur Selbstorganisation kognitiver Strukturen. In: Pöppel E (Hrsg) Gehirn und Bewußtsein. VCH, Weinheim, 1989

131 Vgl. dazu auch: Pöppel, E., Schill, K., von Steinbüchel, N.: Sensory integration within temporally neutral system states: a hypothesis. Naturwissenschaften 1990; 77: 89-91

Eine gewisse Analogie zwischen der hier vorgeschlagenen Theorie intentionaler Hypersysteme und neueren Entwicklungen der gegenwärtigen theoretischen Physik mag darin liegen, dass in der „Superstring-Theorie" gezeigt werden konnte, dass die Annahme einer extrem vieldimensionalen, unser Dasein konstituierenden Welt einfachere mathematische Beschreibungen der physikalischen Wirklichkeit gestattet, als wenn man versucht, mit weniger Dimensionen auszukommen. In ähnlicher Weise wird in der vorliegenden Arbeit angenommen, dass bei dem Zugrundeliegen einer extrem komplexen Hypersystemwelt, in der Materie und Mentales als Beschreibungsformen einer vorgängigen komplexen Grundverfasstheit erscheinen, der phänomenologische Dualismus, in dem wir uns vorfinden, lediglich eine besondere Beschreibungsschwierigkeit dieser ontischen Basis unseres Daseins darstellt. Dies würde allerdings bedeuten, dass genau das, was die Systemtheorien zu leisten beanspruchen, nur durch eine auf die Beschreibungsebene der zugrunde liegenden Ermöglichungsbedingungen rekurrierende Hypersystemtheorie eingelöst werden kann. Mit anderen Worten: Was Luhmanns autopoietische Systemtheorie zu leisten beansprucht, kann nur von einer Systemtheorie intentionaler Hypersysteme eingelöst werden. In diesem Sinne ist ein neurobiologischer Physikalismus denkbar, der zugleich Metaphysik ist, etwa so wie Whitehead[132] eine Meta-Theorie der Materie („actual events") einerseits konzipiert hat, deren Zugänglichkeit für unser Bewusstsein allerdings in Frage steht, und eine zweite Meta-Theorie andererseits, die sich zumindest formal, in ihren Grundprinzipien, auf Superrechnern sollte abbilden lassen. (Solche Elementarakte werden als basale, zeitgenerierende Elementarprozesse gegenwärtig auch in künstlichen „neuronalen Netzwerken" implementiert.[133]

10.0 Spiritualität und Bewusstsein – Aspekte der Neurobiologie

Das Spirituelle zeigt sich uns als das Unerwartete, als das Nicht-Kontextuelle, als das Einbruchhafte, als dasjenige, wofür es keine Vorerfahrungen und keine Normen, keine Regeln gibt. Das oben dargestellte Zensurmodell ist somit überfordert. Wie kann also überhaupt Spirituelles in unser Bewusstsein Eingang finden? Eine Skizze hierzu habe ich vor einiger Zeit in einem Interview mit dem Wochenmagazin „Der Spiegel"

---

132 Whitehead, A.N.: Prozeß und Realität. Suhrkamp, Frankfurt a.M., 1979

133 Herz, A.: Representation and recognition of spatio-temporal objects within a generalized Hopfield scheme. In: Connectionism in Perspective. R. Pfeifer, Z. Schreter, F. Fogelman, L. Steels (Eds.). Elsevier, Amsterdam (1990)

dargestellt, wo es heißt:[134] „Von der Amygdala ausgehend windet sich der zweite Teil des limbischen Systems rund ums Zwischenhirn. Seiner Form wegen wurde er Hippokampus, Seepferdchen, getauft. Dieses unscheinbare Gebilde dient als Pforte zur Vergangenheit: Nur diejenigen Reize, die den Hippokampus passieren, werden im Gedächtnis abgespeichert; der Rest fällt dem Vergessen anheim. Den Mechanismus religiöser Visionen jedoch kann nur verstehen, wer die zweite, eng mit der ersten verknüpfte Funktion dieser Hirnregion beachtet: der Hippokampus urteilt nicht nur darüber, ob etwas erinnernswert oder –unwert ist, sondern auch über falsch oder richtig. Der Hippokampus gleicht einer „Schere im Kopf", aber ohne diese Form der Zensur würden wir in der Welt nie zurechtkommen können. Denn unentwegt wird das Gehirn von einer unvorstellbar großen Menge von Daten überflutet, vieles davon ist sinnlos, vieles miteinander widersprüchlich. Nun gilt es zu entscheiden: Was von all diesen Informationen ist wirklich bedeutsam? Welche der Daten gehören zusammen, welche widersprechen einander?

Die Aufgabe des Hippokampus ist die Auswahl der plausibelsten Deutung aus der Fülle möglicher Deutungen, die ihm das Hirn vorschlägt. Dazu wird in dieser Hirnstruktur unentwegt das Wahrgenommene mit dem Erwarteten verglichen. Was allzu ungewöhnlich scheint, wird schlicht verworfen.

Im Alltag ist diese Fähigkeit von höchster Wichtigkeit: Aus dem Krach, der in jeder Kneipe das Ohr bestürmt, lassen sich nur dann sinnvolle Sätze des Tischnachbarn herausfiltern, wenn der Großteil aus Wortfetzen erahnt, unentwegt Hypothesen über das Gesagte entworfen und blitzschnell wieder verworfen werden, bis schließlich die plausibelste aller erwogenen Varianten als die vermeintlich eindeutig Gehörte ins Bewusstsein dringt. Ohne die Zensur im Hippokampus würde der Mensch orientierungslos in einem sinnlosen Meer von Daten trudeln.

So wichtig jedoch dieser Plausibilitätsfilter sein mag, so schränkt er doch die Weltsicht auch ein. Scheuklappen gleich lenkt er den Blick auf das als wesentlich Erkannte. Was rechts und links liegt, bleibt unbeachtet. Wenn dieser Filter zu streng filtert, erfährt man nur das, was man ohnehin schon weiß.

Deshalb fördert es die Kreativität, wenn es gelingt, die Schere im Kopf mitunter zu überlisten. Dann können sich plötzlich ganz neue Bedeutungszusammenhänge ergeben. Auch Erleuchtungen bestehen möglicherweise darin, dass die Selbstzensur im Hippokampus überrannt wird. Der Halluzinierende sieht stets seine eigenen Wirklichkeitshypothesen:

---

134 "Hotline zum Himmel" In: Die Entschlüsselung des Gehirns, SPIEGEL SPECIAL, 4/2003

die eigene Phantasie wird ihm vom Hirn als Realität eingespielt. Es kann angenommen werden, dass ebenfalls Drogen die Selbstzensur „gnädig" stimmen und somit gelegentlich die Phantasie fördern. Diesen Zweck können auch rituelle Tänze haben oder das Fasten, wie es in vielen Religionen vorgeschrieben ist. Muhammed Ali zum Beispiel hat sich vor großen Kämpfen durch Schlafentzug in einen psychotischen Ausnahmezustand versetzt. Das hat es ihm ermöglicht, winzige Nuancen in der Physiognomie des Gegners zu erkennen und so eine Art Hellsichtigkeit zu erzeugen.

Bei Schläfenlappenepileptikern wiederum könnte der Hirnzensor als Folge der Anfälle Schaden genommen haben, so dass diese Patienten regelmäßig das Gefühl haben, von Erleuchtungen heimgesucht zu werden – möglicherweise war das auch die Quelle von Dostojewskijs kreativer Produktivität."

Schließlich zeigt sich, dass eine Neuropsychologie des Spirituellen sehr eng verwandt ist mit der Neuropsychologie des Unerwarteten, der Angst, des Nicht-Konzeptualisierbaren. Damit ist aber noch keine positive Beschreibung des Spirituellen gegeben. Um diese zu erreichen, müssen wir den Bereich der Neurobiologie und Neuropsychologie verlassen. Wir müssen uns auf transpersonale Erfahrungen beziehen, wie sie z. B. der große philosophische Lyriker Rainer Maria Rilke in seinen späten Werken dargestellt hat, sicherlich am prägnantesten in den sog. „Duineser Elegien", wo es heißt:[135]

> „Weißt du´s *noch* nicht? Wirf aus den Armen die Leere
> zu den Räumen hinzu, die wir atmen; vielleicht daß die Vögel
> die erweiterte Luft fühlen mit innigerm Flug."

Eine andere Zugangsweise beim späten Rilke würde sich aus den „Sonetten an Orpheus" ergeben, in denen deutlich wird, dass das Spirituelle durch die Daseinsform des „Gesangs" erschlossen wird. Man kann gewissermaßen sagen, das Spirituelle werde nicht erdacht und werde nicht gedacht, es werde „ersungen". In diesem Sinne heißt es bei Rilke immer wieder, dass der große lyrische Dichter Orpheus die Phainomena des Überindividuellen „ansingt". Ein Beispiel dafür ist bereits in der zweiten Duineser Elegie gegeben, wo es heißt:[136]

> „Jeder Engel ist schrecklich. Und dennoch, weh mir,
> ansing ich euch, fast tödliche Vögel der Seele,
> wissend um euch."

---

135 Rilke, R.M.: Duineser Elegien. In: Die Gedichte. Insel, Frankfurt a.M., 1998
136 ebenda

Und schließlich in den „Sonetten an Orpheus“:[137]

„Sei allem Abschied voran, als wäre er hinter
dir, wie der Winter, der eben geht.
Denn unter Wintern ist einer so endlos Winter,
daß, überwinternd, dein Herz überhaupt übersteht.

Sei immer tot in Eurydike -, singender steige,
preisender steige zurück in den reinen Bezug.
Hier, unter Schwindenden, sei, um Reiche der Neige,
sei ein klingendes Glas, das sich im Klang schon zerschlug.

Sei – und wisse zugleich des Nicht-Seins Bedingung,
den unendlichen Grund deiner innigen Schwingung,
daß du sie völlig vollziehst dieses einzige Mal.“

11.0 Abschließende Betrachtung:

Zum Schluss möchte ich die Ergebnisse dieses Vortrags in abschließender Weise bewerten: Die Bewusstseinsforschung hat sicherlich in sich das Recht, die phänomenologische Betrachtung unseres menschlichen Selbstseins in der gegenwärtigen Form zu thematisieren; die Neurobiologie hat auf andere Weise ebenfalls das Recht, ihre faszinierenden Ergebnisse zu erarbeiten und zu verfeinern und die Parallelitäten zur Bewusstseinsforschung deutlich zu machen. Die Spiritualität ist – darüber hinaus – in sich selbst legitim. Aber es dürfte schwer sein – auch in der Zukunft – mehr als nur Parallelen zu erkennen: Kausale Beziehungen zwischen den verschiedenen Domänen unseres geistig-seelischen Daseins herzustellen, ist möglicherweise ein scheiterndes Projekt.

---

137 Rilke, R.M.: Die Sonette an Orpheus. In: Die Gedichte. Insel, Frankfurt a.M., 1998

Was heißt es, sich zu entscheiden? – Zur Theologie der Freiheit
Evangl. Luth. Neustädter Hof- und Stadtkirche St. Johannis, Hannover, 8.5.05

Die Frage nach freiheitlichen Entscheidungen von Subjekten wird oft mit der Metapher eines Weges, einer Wege-Verzweigung, verbunden, wobei der Mensch sich für den einen oder für den anderen Weg entscheiden kann. Welchen Weg man aber nun wählt, das hängt in der Regel davon ab, welche Wege man schon gegangen ist, d. h. von der Vergangenheit. Wir sind in der Frage nach der Entscheidung in Freiheit in der Dimension der Zeitlichkeit, des „Hereinragens der Vergangenheit in die Gegenwart“ (Michael Theunissen) und der *durée*, des Dauerns (Henri Bergson). Der Historiker Jörn Rüsen[138] hat dies als die „dunkle Spur der Vergangenheit“ bezeichnet, die uns Menschen oft veranlasst, etwas zu tun, wobei wir im Nachhinein nicht genau wissen, ob wir das wirklich wollten, und ob das überhaupt ein freier Akt, eine freie Handlung gewesen ist, die wir da vollzogen. Zusätzlich zu der Frage nach der Prägung der Gegenwartsentscheidung durch Vergangenes ist die Frage nach der Freiheitlichkeit von Entscheidungen in den letzten Jahren problematisch geworden durch Erkenntnisse aus der Neurobiologie, die darauf hinweisen, dass freiheitliche Entscheidungen oft einen illusionären Charakter haben. Subjekte schreiben sich nämlich im Sinne einer Weise von illusionärer Verkennung – was übrigens einen psychiatrischen Begriff darstellt – die Verantwortung für Handlungsweisen zu, die tatsächlich aber aus außer- bzw. unbewussten Ursachen und. Motivlagen heraus zustande gekommen sind. Es wird behauptet, die Entscheidungs- und Handlungsfreiheit von Subjekten sei stets eine reine Selbstillusion, dies aufgrund von neuropsychologischen Laborexperimenten mit intendierten entscheidungsbezogenen Fingerbewegungen von Versuchspersonen, bei denen der Neurowissenschaftler Benjamin Libet erstmals zeigte, dass das elektrische „Bereitschaftspotential“ im Gehirn bereits *vor* der subjektiv erlebten aktiven Willensentscheidung auftritt. Dies wird dahingehend interpretiert, dass das Gehirn vor dem Subjekt entscheide.

138 Rüsen, J. & J. Straub (Hrsg.), Die dunkle Spur der Vergangenheit, Suhrkamp, Frankfurt a.M. 1998

1.0 Zur Bedeutung des philosophischen Dichters Friedrich Schiller für die Theorie der Freiheit

Der gestrige 7. Mai war der 200. Todestag von Friedrich Schiller, dessen insbesondere auf den Freiheitsbegriff intensiv bezogenes Wirken wir heute gern gedenken. Schiller hat in seiner, sehr stark am Freiheitsbegriff von Kants „Kritik der praktischen Vernunft" orientierten ästhetischen Philosophie der Freiheit vor allem einen Aisthesis-Begriff[139] hervorgehoben, welcher beinhaltet, dass Menschen aus der Einheit des Wahren, Schönen und Guten heraus sich gewissermaßen ästhetisch zur freien Wahl des Guten hin entwickeln können. So heißt es bei Schiller:[140] „Die Natur fängt mit dem Menschen nicht besser an, als mit ihren übrigen Werken: sie handelt für ihn, wo er als freie Intelligenz noch nicht selbst handeln kann. Aber eben das macht ihn zum Menschen, daß er bey dem nicht stille steht, was die bloße Natur aus ihm machte, sondern (dass er) die Fähigkeit besitzt, die Schritte, welche jene mit ihm antizipierte, durch Vernunft wieder rückwärts zu tun, das Werk der Noth in ein Werk seiner freien Wahl umzuschaffen, und die physische Nothwendigkeit zu einer moralischen zu erheben."

Sich freiheitlich entscheiden ist – gemäß Schillers Aisthesis-Begriff – kein metaphysischer Prozess, sondern ein Prozess innerhalb der menschlichen Natur. Ebenso sieht dies auch Thomas Buchheim[141], da Freiheit – im Gegensatz zur nur postulierten Freiheit bei Kant – eine Form natürlicher Disposition beinhaltet. Damit koinzidiert die christliche Vorstellung der Inkarnation. Es wird konkret, und nicht abstrakt, erlebt, was es heißt, sich mit dem Göttlichen in ein Verhältnis zu setzen. Freiheitlichkeit ist der Natürlichkeit nicht entgegengesetzt. Mit diesem Teilaspekt haben die Neurobiologen Wolf Singer und Gerhard Roth Recht.[142,143] Nur überinterpretieren sie die Rolle eines Determinismus des Gehirns. Vom neurobiologischen Standpunkt aus lässt sich dabei sagen, dass Menschen nicht nur in einem einzigen Bewusstsein stehen. Wir haben gewissermaßen mehrere Bewusstseins, die assoziativ, in Wachträumen, Meditationen,

---

139 Griech. „aisthesis" = „Sinneswahrnehmung".

140 Schiller, F.: Über die ästhetische Erziehung des Menschen in einer Reihe von Briefen (1793); in: Über Kunst und Wirklichkeit, Leipzig 1959

141 Buchheim, T.: Libertarischer Kompatibilismus. Drei alternative Thesen auf dem Weg zu einem qualitativen Verständnis der menschlichen Freiheit. In: F. Hermanni, P. Koslowski (Hrsg.): Der freie und der unfreie Wille. Fink, München 2004,

142 vgl. Singer, W.: Der Beobachter im Gehirn. Essays zur Hirnforschung. Suhrkamp, Frankfurt am Main (stw 1571) 2002

143 vgl. Roth, G.: Fühlen, Denken, Handeln: Wie das Gehirn unser Verhalten steuert (suhrkamp taschenbuch wissenschaft) Suhrkamp Verlag; vollständig überarbeitete Auflage (24. November 2003)

freien Assoziationen – aus dem „subliminalen Raum“ heraus[144] – mobilisiert und aktiviert werden können. Dieser Prozess des Zu-sich-selbst-Kommens des Menschen als Eroberung der eigenen Freiheit beschreibt Schiller allerdings als einen außerordentlich mühsamen, schwierigen, problembelasteten Prozess, wenn er sagt: „Die Kultur, weit entfernt, uns in Freiheit zu setzen, entwickelt mit jeder Kraft, die sie in uns ausbildet, nur ein Bedürfnis, die Bande des Physischen schnüren sich immer beängstigender zu, so daß die Furcht zu verlieren, selbst den Trieb nach Verbesserung erstickt, und die Maxime des leidenden Gehorsams für die höchste Weisheit des Lebens gilt.“[145]

Und darüber hinaus sagt Schiller im sechsten Brief: „Ewig nur an ein einzelnes Bruchstück des Ganzen gefesselt, bildet sich der Mensch nur als Bruchstück aus, ewig nur das eintönige Geräusch des Rades, das er umtreibt, im Ohre, entwickelt er nie die Harmonie seines Wesens; und anstatt die Menschheit in seiner Natur auszuprägen, wird er bloß zu einem Abdruck seines Geschäfts, seiner Wissenschaft.“[146]

Die Überwindung dieser Selbstversklavung des Menschen in dessen Kultur versucht Schiller durch das philosophisch-künstlerisch-pädagogische Projekt der „ästhetischen Erziehung des Menschen“ zu induzieren, entdeckt dabei aber eine „Kluft“, die er in folgender Weise beschreibt: „Wenn nun also von dem Schönen behauptet wird, daß es dem Menschen einen Übergang vom Empfinden zum Denken bahnt, so ist dies keineswegs so zu verstehen, als ob durch das Schöne die Kluft könnte ausgefüllt werden, die das Empfinden vom Denken, die das Leiden von der Thätigkeit trennt; diese Kluft ist unendlich, und ohne Dazwischenkunft eines neuen und selbständigen Vermögens kann aus dem Einzelnen in Ewigkeit nichts Allgemeines, kann aus dem zufälligen nichts Nothwendiges werden.“[147] Diese Schließung dieser Kluft erfolgt nach Schiller durch das Eingreifen der Vernunft. In der christlichen Überzeugung hingegen erfolgt sie durch das Vernehmen, das Vernehmen der göttlichen Botschaft, d. h. durch den Glauben.

2.0 Freiheit und Intentionalität

Die wesentlichen Passagen im Neuen Testament zur Theologie der Freiheit stammen von dem Apostel Paulus, insbesondere aus dem Römerbrief, den Korintherbriefen und dem Galater-Brief. Die Haupttendenz der darin

144 Siehe auch Vortrag 1, Kapitel 5.0

145 Schiller, F.: Über die ästhetische Erziehung (Ref. 140)

146 Schiller, F.: Über die ästhetische Erziehung (Ref. 140)

147 Schiller, F.: Über die ästhetische Erziehung (Ref. 140)

vertretenen Freiheitstheorie geht dahin, dass der Mensch aus sich heraus zwar gänzlich unfrei ist, aber in der Folge der geistigen Freiheit der Liebe Gottes aus dieser Unfreiheit herausgelöst wird. Da heißt es z. B. (2. Korintherbrief 3/17): „Der Herr aber ist der Geist, und wo der Geist des Herrn, da ist Freiheit." Und im Galather-Brief 5.1 heißt es: „Für die Freiheit hat Christus uns befreit; steht also fest, und lasst Euch nicht wieder unter das Joch einer Knechtschaft bringen." Die Befreiung des Menschen aus seiner Knechtschaft erfolgt durch einen Akt der Intentionalität, des Gemeintseins des Einzelnen, letztlich der Liebe.

Liebe als das Jemanden-Meinen, und im Hinblick auf ihn oder sie als als Vollzug der Selbsttranszendenz, ist nur möglich, wenn dies aus einem Raum der Freiheit heraus geschieht. Liebe ist kein metaphysischer „Automatismus". Dass Paulus in vielen Stellen seiner Texte die Erlösung des Menschen durch Christus, durch den Kreuzestod Jesu Christi als Freiheit interpretiert, kommt eben gerade dadurch zustande, dass der Christ sich als von Gott durch die Vermittlung Jesu Christi persönlich „gemeint", persönlich angesprochen erlebt. Dies ist nur möglich, wenn es zwischen Gott und Mensch tatsächlich ein Freiheitsverhältnis gibt. Der Grund hierfür liegt letztlich in der Menschwerdung Gottes, d. h. Gott hat sich in den Menschen Jesus hinein gegeben, um jeden Einzelnen zu erlösen, ihn personal „meinen" zu können.

3.0 Freiheit und Liebe

Wenn in der vorchristlichen mosaisch monotheistischen Religion jemand dem Glaubenden zugerufen hätte: „Gott ist Liebe", dann hätte dieser glaubende Mensch antworten können: „Ja, aber wo ist denn diese Liebe Gottes?" Wie oder wo zeigt sie sich denn, wenn Gott doch unsichtbar ist? Ist das eine Art metaphysischer Liebes-Automat, der aus dem Unsichtbaren heraus alle Menschen gleichermaßen liebt? Wo und wie soll sich das zeigen? Dann wäre die Antwort: Gott offenbart sich als liebender Gott im Konkret-Werden, in der Vermittelung, er wird zum Anderen seiner selbst in seinem Sohn. Das ist das Grundkonzept der Verchristlichung des mosaischen Monotheismus. So gesehen hatte man zu den Glaubenden vor Christus nicht von der Liebe Gottes reden können, sondern nur von der Güte Gottes. Dies erklärt sich meines Erachtens als ein Prinzip in einem Descartes'schen Argument, das die göttliche Instanz darin ihr Wesen hat, dass sie verlässlich ist insofern, als sie Realität in der Weise garantiert, dass Realität in sich kohärent und kontextuell ist, so dass Sinnstiftung möglich wird. Dieser „gütige Gott" hat eben gerade nicht eine Welt des „Genius malignus" geschaffen, in der im Dostojewskijschen Sinne der Sinnfrage nichts Reales entspricht: dies ist die Nihilismus-Darstellung in Dostojewskijs Roman „Die Dämonen“. In einer solchen vom Genius malignus geschaffenen Welt greift „Sinn“ gewissermaßen ins Leere. Sinn wäre eine Leerformel, der nichts Konkretes entspricht, in der Sinn nicht konkret möglich ist. Wie aber kommen wir vom gütigen Gott (mit der Ermöglichung der Sinnstiftung) zum liebenden Gott? Diese Frage hängt mit der Frage nach der Freiheit insofern zusammen, als es darin darum geht, ob jemand als er selbst „gemeint“ ist. Gott ist gerade keine metaphysische Liebes-Maschine, die ohne Ansehen der Person Jeden liebt. Zwar liebt Gott jeden Menschen und – um mit Rilke und Kafka zu sprechen – sogar jedes Ding und jedes Tier[148] – aber Gottes Wege in der Liebe sind für jedes Daseiende jeweils andere. Gott liebt Jeden auf verschiedene Weise. Jeder und Jede, als er und sie selbst, ist gemeint, ist personal angesprochen. Nur in einem solchen personalen Raum des Intentionalen, des spezifischen Bezogenseins, ist Liebe möglich und ist damit Freiheit von Bedeutung. Daraus aber erschließt sich auch der Gestus von Paulus, in der Erlösungstat Jesu Christi eine emanzipatorische Wandlung zu sehen, und zwar aus einem Raum der gesetzesverpflichteten Unterdrücktheit des Menschen durch Gott heraus, hin zu einem Raum der Freiheit im Glauben. Christlich Glauben heißt, im Wissen zu stehen, von Gott gemeint zu sein. Dieses Gemeintsein ist aber nur möglich aufgrund eines vorgängigen Wunders, eines Wunders heraus aus einer Aporie. Der absolute Geist des Göttlichen ist als Absolutheit gänzlich unkonkret, gänzlich un-immanent, ist eine reine Transzendenz. Wie aber kann das Transzendente sich verdiesseitigen, gewissermaßen „hiesig“ werden? Dies ist durch den Schritt erfolgt, in dem aus dem gütigen Gott der liebende Gott wurde: die *incarnatio dei*. Diese ist ein eigentlich unmöglicher Vorgang der regelrechten Kategorienverletzung. In gewissem Sinne müssen wir jedoch permanent diese Kategorienverletzung leben. Wir müssen in der Freiheit unseres Geistes existieren, und uns gleichzeitig doch in die Konkretion des Hier und Jetzt, des Immanenten, hineinbegeben. Dieser gänzlich ungeklärte metaphysische Hintergrund unseres Lebens[149] ermöglicht den Akt der Freiheit und ist der Akt der Freiheit, der im Christentum den höchsten Stellenwert des Glaubens innehat. So heißt es im Johannes-Evangelium (8/82): „Ihr werdet die Wahrheit erkennen, und die Wahrheit wird euch

---

148 Rilke sagt:„jedes Ding hat seine Würde“, und Kafka spricht von der Menschen- und Tiergemeinschaft.

149 So sagt Karl Barth in seinem Buch „Der Römerbrief“: „Ein bald dichterer, bald dünnerer Rauchschleicher von Religion liegt über allem menschlichen Geschehen. So gewiß der unbekannte Gott der Gott der Juden *und* der Heiden ist. So gewiß die unvermeidliche Erinnerung des Menschen an seine verlorene Unmittelbarkeit zu Gott immer auch seelisch-geschichtliches Ereignis wird. ..“ – Barth, K.: Der Römerbrief. TVZ, Zürich, 1999

frei machen." Und im Römerbrief sagt Paulus (8/2): „Denn das Gesetz des Geistes des Lebens macht dich in Christus Jesus frei vom Gesetz der Sünde und des Todes." Und im Galater-Brief heißt es (5/1): „Für die Freiheit hat Christus uns befreit: steht also fest, und lasst euch nicht wieder unter das Joch einer Knechtschaft bringen!"

Vom Standpunkt der Neurobiologie aus lässt sich dieser Gedanke verstehen aus einem Systemverständnis einer Multiplizität im Bewusstsein. Der Mensch findet viele ‚Bewusstseins' in sich vor, nicht nur ein einziges. Der integrative Zusammenhalt dieser vielen Bewusstseins, ist der Ursprungsort der menschlichen Freiheit. Dies ist zwar nicht identisch mit dem Glauben, mit ihm aber vereinbar. Gott ist das Wesen aller Wesen, das uns je spezifisch meint und anfordert. Dieses Gemeint-Sein aber ist nur in Freiheit möglich.

Die hier dargestellte, insbesondere bei Paulus deutlich werdende Dichotomie und Widersprüchlichkeit totaler Geworfenheit und Unfreiheit des Menschen einerseits und der erlösungsbedingten Rettung des Menschen in einen Raum der Freiheit wird von Martin Luther in dessen Brief „Von der Freiheit eines Christenmenschen" im Jahre 1520 dadurch auf einen zutiefst dialektischen Punkt gebracht, dass er sagt: „Damit wir gründlich können erkennen, was ein Christenmensch sei und was es sei um die Freiheit, die ihm Christus erworben und gegeben hat, davon Sankt Paulus viel schreibt, will ich diese zwei Sätze aufstellen:

1. Ein Christenmensch ist ein freier Herr über alle Ding und niemand untertan.
2. Ein Christenmensch ist ein dienstbarer Knecht aller Ding und jedermann untertan.

Diese zwei Sätze sind klärlich Sankt Paulus´ Sätze."[150] Luther erläutert, dass „ein jeglicher Christenmensch ist von zweierlei Natur, geistlicher und leiblicher".[151] Diese Art von „Dialektik", die einen eindeutig erkennbaren geistesgeschichtlichen Weg von Paulus über Luther zu Hegel und schließlich zu Kierkegaard genommen hat, besagt, dass Freiheit und Unfreiheit als in sich selbst oszillierende Polaritäten inmitten der menschlichen Natur vorhanden sind und somit beide einen Fundamentalbestand unseres geistig-seelischen Daseins ausmachen.

Diese Polarität spiegelt sich in einer Theologie des Erwachens des Menschen zu sich selbst wieder, zu seiner – wie Kierkegaard in „Der Beg-

150 Martin Luther: Von der Freiheit eines Christenmenschen. Gütersloher Verlagshaus, Gütersloh, 2006

151 ebenda

riff Angst“ sagt – „Realität der Möglichkeit der Freiheit“.[152] Ebendieses Erwachen begegnet uns wieder im zweiten Korintherbrief 4/14, wo es heißt: „Wir wissen, dass der Geist des Glaubens, der den Herrn Jesus erweckte, auch uns mit Jesus erwecken [...] wird“. Amen.

[152] Kierkegaard, S.: Der Begriff Angst. Reclam, Stuttgart, 1992

Philosophie, Tiefenpsychologie und Neurobiologie sowie Psychopharmakologie der Angst

Minden, 13.6.07

1.0 Einleitung

Im Folgenden wird ein Ansatz zu einer philosophisch-psychologischen Interpretation des Phänomens der Angst entfaltet, die – vor allem in Bezug auf die Angsttheorien bei Kierkegaard und Freud – das Ziel verfolgt, das Problem der Angst nicht als ein bloß negatives Moment der Psyche und der Psychologie, sondern auch und vielmehr als ein positiv zu bewertendes Phänomen anzusehen. Dies soll dadurch geschehen, dass zunächst die fundamentale und universelle Rolle der Angst im psychischen Erleben des Menschen (besonders in der Psychopathologie) beschrieben wird, und schließlich die initiierende Rolle der Funktion der Angst in der Herausbildung des Bewusstseins und der subjektiven Autonomie des Menschen aufgezeigt wird. Der thematische Zusammenhang mit der Freiheitsproblematik wird an eben dieser Stelle offenkundig werden.

Die Angst ist ein universeller Indikator beeinträchtigter psychischer Befindlichkeit. Angst ist derart universell, grundlegend und ubiquitär, dass keine psychische Störung, sei sie nun depressiver, psychotischer, neurotischer oder auch psychoorganischer Natur, nicht auch Angstsymptome einschließen würde. Man kann sogar sagen, dass die Angstsymptomatik ein belastetes oder gestörtes Welt-, Selbst- und Wirklichkeitsverhältnis ausdrückt. Was – kann man in diesem Sinne fragen – bedeutet Angst, was ist das Wesen der Angst? Was ist das, was uns so sehr betrifft, wenn die Angst uns umschleicht, wenn sie uns packt, wenn sie über uns herfällt? Keine geringere als die philosophische Dichterin Ingeborg Bachmann hat der Angst einen expressiven und zugleich Philosophie- und Psychiatrie-kritischen Text gewidmet, und zwar in ihrem dem Roman „Der Fall Franza“ des späten Romanprojekts „Todesarten“. Ich möchte eingangs eine ausdrucksstarke Passage hieraus zitieren, in der Ingeborg Bachmann unter anderem Kierkegaard und Heidegger, die Psychoanalyse und die Ärzte kritisiert, wenn sie sagt: „Schlagt alle Bücher zu, das Abrakadabra der Philosophen, dieser Angstsatyrn, die die Metaphysik bemühen und nicht wissen, was die Angst ist. Die Angst ist kein Geheimnis, kein Terminus, kein Existential, nichts Höheres, kein Begriff. Gott bewahre, nicht systematisierbar. Die Angst ist nicht disputierbar, sie ist der Überfall, sie ist der Terror, der massive Angriff auf das Leben. Das Fallbeil, zu dem man unterwegs ist, in einem Karren, zu seinem Henker, angeblickt von einer verständnislosen Umgebung, einem Publikum, und mein Publikum war mein Mörder."[153] Ingeborg Bachmann hat sehr darunter gelitten, dass sie in Berlin von Psychiatern mit Benzodiazepinen behandelt wurde und daraufhin in eine schwere Benzodiazepin-Abhängigkeit geriet. In einem Gedicht hat sie diese Ärzte als Mörder bezeichnet.

Bevor ich nun zum eigentlichen Vortrag komme, möchte ich Ihnen kurz die Gliederung vorstellen. Zunächst wird es um das Wesen der Angst im Sinne des Existentialismus gehen, ferner um die psychologisch-psychoanalytische Theoriebildung, dann um die Neurobiologie der Angst und schließlich um die Psychopharmakologie (insbesondere um das neuartige Mood-Stabilizer-Präparat Pregabalin, auf dem Markt unter dem Namen Lyrica).

Die Angst wird in der Psychopathologie auf zweifache Weise ausgesagt: einerseits als psychisches Symptom, als „Gefühl", als – wie Freud sagt – „in erster Linie etwas Empfundenes", ein „Affektumstand". Andererseits tritt Angst in der Bedeutung des psychischen Generalfaktors schlechthin auf, als die Repräsentation von Anfälligkeit gegenüber Geborgenheitsverlusten, als die Repräsentation der Erinnerung an immer wieder aufgetretene Traumatisierungen mit Vertrautheits-Defiziten und Auslieferungen an Fremdes, Unvertrautes, Unheimliches. Angst ist in diesem Sinne eine existentielle Grundbefindlichkeit spezifisch des menschlichen Daseins, wie dies als Erster der dänische Philosoph Kierkegaard in seinem Buch „Der Begriff Angst"[154] dargestellt hat. Für Freud war das Problem Angst aufs Engste verknüpft mit der Frage nach dem Wesen und der Pathogenese der Neurose schlechthin. So sagt Freud in seiner Arbeit„Hemmung, Symptom und Angst" von 1926:[155] „Die Angst ist die Reaktion auf die Gefahr. Man kann doch die Idee nicht abweisen, dass es mit dem Wesen der Gefahr zusammenhängt, wenn sich der Angstaffekt eine Ausnahmestellung in der seelischen Ökonomie erzwingen kann. Aber die Gefahren sind allgemein menschliche, für alle Individuen die nämlichen; was wir brauchen und nicht zur Verfügung haben, ist ein Moment, das uns die Auslese der Individuen verständlich macht, die den Angstaffekt trotz seiner Besonderheit dem normalen seelischen Betrieb unterwerfen können, oder das bestimmt, wer an dieser Aufgabe scheitern muss." Anders gesprochen: Durch welches Kriterium ergibt sich, wer neurotisch wird und wer nicht?

---

153 Bachmann, I.: Der Fall Franza. In: Werke Band 3 - Todesarten. Piper, München, 1993, S. 339-482

154 Kierkegaard, S.: Der Begriff Angst. 1992 (Ref. 152)

155 Freud, S. (1926): Hemmung, Symptom und Angst. In: Gesammelte Werke Bd. XIV, Fischer, Frankfurt a.M., 1948

Das Symptom „Angst" gehört sicherlich zu den fundamentalsten Störungen der gesamten Psychopathologie. Denn alles, was Menschen in psychischer Hinsicht krank machen, „kränken", verunsichern kann, seien es erlebnisreaktive Entwicklungen, seien es psychotische Dekompensationen, Depressionen oder im spezifischen Sinne neurotische Entwicklungen – immer finden wir in mehr oder weniger ausgeprägtem Maße das Symptom der Angst, und es ist kein Zufall, dass intensive quantitative psychopathologische und psychometrische Verfahren es bisher nicht vermocht haben, z. B. bei einer „Messung" der Angst diese von der „Depression" cluster- oder faktorenanalytisch präzise abzutrennen. So heißt es auch im Manual zur ICD-10, dass als Mischbilder von Symptomen bei neurotischen, belastungs- und somatoformen Störungen am häufigsten das „gemeinsame Vorkommen von Depression und Angst" gefunden wird; und es wird vorgeschlagen, sich bei Vorherrschen eines der beiden Symptome für dieses zu entscheiden; mit der Kategorie F41.2 ist jedoch „eine gemischte Kategorie für Fälle gemischter Depression und Angst vorgesehen, bei denen eine Entscheidung künstlich erzwungen erschiene."[156] Angststörungen werden gelegentlich auch als spezielle affektive Erkrankungen wie Depression klassifiziert und gehören gleichwohl auch zum integralen Bestand der Psychopathologie schizophreniformer Störungen und organischer Psychosen vom Prädelir bis hin zur Porphyriepsychose, ebenso wie zur Katatonie und zur Zwangskrankheit. Es gibt also keine psychiatrische Erkrankung ohne das Grundsymptom Angst.

Etymologisch leitet sich „Angst" von „Enge" ab, eine Enge für das Atemsystem bzw. überhaupt eine Enge im Sinne der räumlichen, der psychomotorischen und der seelischen Einengung. „Ich habe Angst", heißt somit: „ich habe Enge", „ich fühle mich eingeengt", „ich bin abgeschnürt"; andererseits ist aber derjenige, der von sich sagen kann: „ich habe Angst", in gewissem Sinne schon wieder partiell jenseits der Angst, weil Angst – im Gegensatz zur Furcht vor etwas –das Unbestimmbare und Unbestimmte ist und das Subjekt ortlos anfällt wie ein wildes Tier. In Übersichten zum Thema Angst in etymologischen Wörterbüchern wird vom Zusammenschnüren geredet, vom Erdrosselt-Werden, vom Würgen und Beklemmen; und Angst erscheint als eine Art Generalfaktor, der nicht nur von Freud, sondern auch in vielen lerntheoretischen und kognitionspsychologischen Konzepten als ein universelles intrapsychisches Geschehen interpretiert wird, ohne das keine psychische Regulation und Dysregulation beschrieben werden kann.

---

156 Internationale Klassifikation psychischer Störungen ICD-10. Huber, 2004

So heißt es bei dem Philosophen Hans-Georg Gadamer in dessen Aufsatz „Angst und Ängste“:[157] „Angst steht mit Enge, mit der plötzlichen Ausgesetztheit ins Weite und ins Fremde in engstem Zusammenhang. Wir haben alle etwas von dieser Urerfahrung in vielen Wörtern unserer Sprache und können sie von ihr abhören. So erscheint mir für uns Deutsche, dass Worte wie „ungeheuer“ und „unheimlich“ darauf hindeuten, „Geheuer“ heißt daheim. Die Verneinung ist „ungeheuer“, das heißt fremd und unheimlich. So sagen wir: es ist einem nicht geheuer, und: es kommt einem nicht geheuer vor. Das „Un-geheure“ ist vollends eine affektive Aussage für die unüberschaubare Größe und Weite, für die Leere, Ferne und Fremde, die einem für das Bestehen des Lebens, das Sich-Einhausen in dieser hiesigen Welt den Atem nimmt. Mit dem Wort *Einhausen* gebrauche ich ein Lieblingswort von Hegel. Er sah darin die Grundverfassung des Menschen, dass er bei sich zu Hause sein will, um, von aller Bedrohung zurückgezogen, im Vertrauten, Griffbereiten und Begriffenen von aller Angst frei zu sein. Wenn wir so von Angst reden, meinen wir jedenfalls nicht die spezifischen Phänomene der medizinischen Anthropologie, sondern die eine Grundverfassung des Lebens, aus der Enge ins Weite zu drängen.“

Vielen Psychopathologen wie z.B. Lader[158] erscheint der Begriff der Angst als so universell, dass er zur Leerform entartet und dass der Autor sich nur noch mit okkasionell angepassten Unterdefinitionen wie z. B. von „somatisierter Angst“, "psychischer Angst" und weiteren Unterformen zufrieden geben möchte. So heißt es in einer holländischen Übersichtsarbeit von R. van den Hoofdakker und J. van Berkestijn:[159] „Der Zustand eines Menschen, den wir mit dem Wort „anxiety“ beschreiben, wird für mehr oder weniger selektiv von Anxiolytika beeinflussbar gehalten. „Anxiety“ kann aber nicht mit einem einzigen Wort übersetzt werden. Die amerikanische Definition lautet: 'ein Zustand von Unbehagen, Furcht vor oder Besorgnis über das, was passieren könnte'. Es geht also nicht um Angst oder Furcht vor einer gut zu bestimmenden und zu lokalisierenden Gefahr. Eine niederländische Umschreibung des Begriffs „anxiety“ scheint uns: 'ein Zustand ängstlicher, gespannter Erwartung, ohne dass eine deutliche Gefahr vorhanden ist.' Dafür haben wir in unserer Sprache kein Wort. Diesen Zustand ängstlicher, gespannter Erwartung, diese Angst also, haben wir bis jetzt ausschließlich auf der Ebene des

157 Gadamer, H.-G.: „Angst und Ängste“. In: Über die Verborgenheit der Gesundheit. Aufsätze und Vorträge. Suhrkamp, Frankfurt a.M., 1993, S. 190-191

158 Lader, MH: The nature of anxiety. British Journal of Psychiatry 1972, 121: 481-503

159 Berkestijn, H. & Hoofdakker, R. van den (1998). Biologische Behandlung. In Albersnagel, F.A., Emmelkamp, P.M.G. & Hoofdakker. R.H. (red.), Depression, Theorie, Diagnostik und Behandlung, Houten/Diegem, Bohn Stafleu van Loghum, 1998; p.143-196

emotionalen Erlebens besprochen. Wenn irgendwo, dann ist hier deutlich, dass der Mensch eine psychophysiologische Einheit ist. Die Angst geht mit Symptomen auf allen möglichen anderen Beschreibungsebenen einher: des Verhaltens, der Motorik, der Physiologie, der Biochemie usw. Der klinische Begriff der Angst umfasst deshalb auch viel mehr als die subjektive Erfahrung von Angst, nämlich ein Syndrom von ausschließlich durch Mitteilung und/oder objektive Wahrnehmung festzustellenden psychischen und somatischen Symptomen."

Grundsätzlich stehen den Lerntheorien die analytischen Theorien gegenüber, wobei, wie bereits angedeutet, bei Freud die Theorie der Angst letztlich in ihren verschiedenen und widersprüchlichen Ausformungen eine Zentralstelle seiner Theoriebildungen gewesen ist. So heißt es 1917 bei Freud "dass das Angstproblem ein Knotenpunkt ist, an welchem die verschiedensten und wichtigsten Fragen zusammentreffen, ein Rätsel, dessen Lösung eine Fülle von Licht über unser ganzes Seelenleben verbreiten müßte".[160] Bei der Entwicklung der Psychoanalyse lassen sich in Freuds Arbeiten unterschiedliche Angsttheorien unterscheiden: zunächst die auf Arbeiten aus dem Jahre 1895 zurückgehende mehr biologisch-psychophysiologische Theorie, bei der Freud annimmt, die Angst komme durch fehlende Möglichkeiten zustande, physiologische Erregungsmuster adäquat abzuführen; es geht also dabei um ein Bilanzproblem in der inneren Ökonomie des energetischen Haushaltes der Psyche und in diesem Sinne der adäquaten Trieb- bzw. Libido-Abfuhr. Beim Drei-Instanzen-Modell ist damit Angst im Wesentlichen ein Zustand von energetischen Bilanzierungsproblemen im "Es". Ganz anders verfährt die seit 1923, insbesondere in "Hemmung, Symptom, Angst" (1926) entwickelte Theorie, wonach die Angst im Wesentlichen eine Störung von Ich-Leistungen darstellt. Hierbei erscheint für Freud die Angst durchaus auch positiv als notwendige Ich-Leistung im Sinne einer Signalfunktion. Die Angst ist in einer Doppelfunktion zugleich erinnernd im Sinne eines Gebundenseins an eine traumatische Hilflosigkeit, als auch andererseits durch diese Thematisierung problemlösend: "Die Angst ist also einerseits Erwartung des Traumas, andererseits eine gemilderte Wiederholung derselben."[161] Für Freud ergeben sich innerhalb dieses Konzepts drei Subtypen der Angst: die Realangst, die neurotische Angst und die Gewissensangst, die wiederum stärker an die Kierkegaardsche ethische Begrifflichkeit der Angst als „Realität der Möglichkeit der Freiheit" erinnert. Geht man einmal davon aus, dass die moderne Psychoanalyse sich als Selbstpsychologie artikuliert, und zwar auf der Grundlage der Ich-Psychologie, so kann man auch sa-

---

160 Freud, S.: Studienausgabe, Frankfurt a.M., 2000: Bd. I: Vorlesungen zur Einführung in die Psychoanalyse, 1915-1917

161 Freud, 1926, (Ref. 155)

gen, dass die späte Angsttheorie Freuds den Ausgangspunkt für diese produktive und weiterführende Entwicklung darstellt. Auch das von dem Göttinger Psychoanalytiker Karl König entwickelte Konzept der Angst als Ausdruck einer mangelnden Entwicklung des internen "steuernden Objekts", d. h. als Ausdruck einer mangelnden Ich-strukturellen Entwicklung von Stabilität, die sich bei der Introjektion der mütterlichen Instanz hätte entwickeln sollen, so lässt sich dieser Prozess problemlos in den skizzierten Gang der Weiterentwicklung der Psychoanalyse integrieren. Vom philosophischen Standpunkt aus lässt sich allerdings fragen, inwieweit die Entwicklung der Psychoanalyse weitgehend das Konzept Kierkegaards unberücksichtigt gelassen hat, und es bleibt zu fragen, inwieweit nicht auch heute noch wesentliche Anregungen von hier ausgehen könnten, im Sinne der existentiellen Dimension von Angst im Hinblick auf den Freiheitsbegriff, die Autonomie von Subjekten, die Individuation.

2.0 Biologische Theorien der Angst

Es gehört nun zu den herausragenden Kapiteln der Geschichte der neurobiologischen Psychologie der Gegenwart, dass das Phänomen „Angst" zu einem erheblichen Teil auf molekularer Ebene interpretierbar und auch z. T. therapierbar geworden ist. Hierbei spielt die Entdeckung der Benzodiazepine und ihre Einführung in die Therapie von Angstzuständen eine entscheidende Rolle. Wenn es richtig ist, dass es bei Theorien der Angst immer darum gehen muss, eine Sphäre von Subjektivität zu erklären, innerhalb derer subtile Bereitungen von Situationen vorkommen können, dann muss eine neurobiologische Theorie der Angst ihren Ausgangspunkt nehmen von Beschreibungen neuronaler Systeme, die in der Lage sind, Wertewelten zu etablieren und mit Hilfe dieser Wirklichkeit zu konstituieren und situativ zu regulieren. Ein Grundproblem der kognitiven Neurobiologie ist in diesem Sinne ein doppeltes Problem der „Übersetzung" (Abb. 25) und zwar einerseits der Übersetzung von Kognition und Wahrnehmung in Emotionen und andererseits von Emotionen in Kognition und Wahrnehmung.

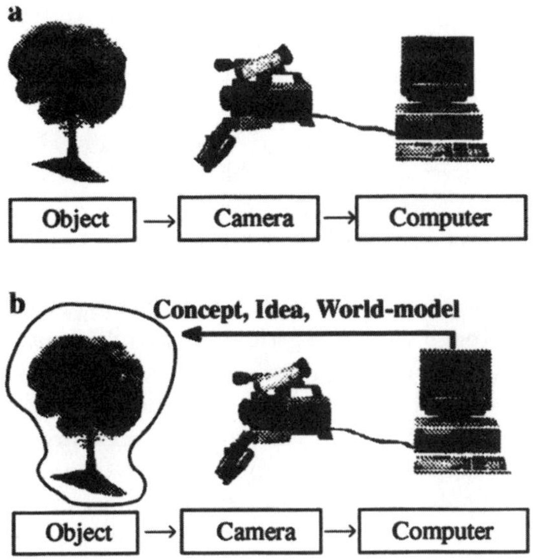

Abb. 25: a) Darstellung des „naiven Realismus“, in dem Wirklichkeit lediglich Abbildung und Datenauswertung repräsentiert. b) Konzeption von Wahrnehmung aufgrund vorgängiger Konzeptualisierung.

Dieses komplizierte Problem der Affektregulierung einerseits und der Reguliertheit von Wahrnehmung und Denken durch Affekte ist ein Zentralphänomen der gesamten Psychopathologie. Ich habe dieses Problem einmal als den „Ort der Psychiatrie“ bezeichnet.[162] Es wird uns alltäglich deutlich in der subjektiven Wahrnehmung des stets bei allen Gedanken und Wahrnehmungen mitlaufenden „Gefühlstons“. Wie kommen diese Übersetzungen, diese internen Zuordnungen, neurobiologisch gesehen, zustande?

In den gegenwärtigen Theorien über Wahrnehmung, Aufmerksamkeit und Bewusstsein spielt der Begriff des „mitlaufenden Weltmodells“ (Prinz) eine entscheidende Rolle. Es wird davon ausgegangen, dass die bewusste Wahrnehmung einen interaktiven Prozess darstellt, bei dem Wahrnehmungshypothesen „getestet“ und bei dem die im „Konzeptualisierungsprozess“ gebildeten Hypothesen mit den jeweils einlaufenden Sinnesdaten verglichen werden. Dieser Vergleich zwischen den in Langzeit-Gedächtnisspeichern repräsentierten, als „Weltmodell“ charakterisierbaren Erwartungswerten und den jeweils in der aktuellen Situation sich ergebenden Sinnesdaten, stellt die wesentliche Grundlage für die bewusste Erfassung von Wirklichkeit dar. Ein prägnantes Beispiel hierfür ist

162 Emrich, H.M.: Psych Anthropologie, 2008 (Ref. 16)

die Gewöhnung an das regelmäßige Tropfen eines Wasserhahns, das so weit in das mitlaufende Weltmodell eingebaut werden kann, dass es schließlich völlig unbeachtet bleibt (selektive Aufmerksamkeit). Bei Ausbleiben eines solchen Tropfgeräusches kann dann jedoch eine regelrechte „Weckreaktion" erfolgen, gerade deshalb, weil die Diskrepanz zwischen dem Erwartungswert und der tatsächlichen Sinnesdatenlage das „Comparator-System" gewissermaßen „alarmiert".

Die Autoren Gray und Rawlins haben dieses Grundprinzip angewendet, um zu einem modellhaften Verständnis der Neurobiologie der Angst und deren psychopharmakologischen Therapiemöglichkeiten zu gelangen. Nach diesem Modell wirken angstlösende Medikamente dadurch, dass sie ein „behavioral inhibition system", d. h. ein Hemmsystem bestimmter Verhaltensweisen in seiner Aktivität beeinflussen, und zwar so, dass sie die durch ungewöhnliche Außenreize und verschiedenartige Stressoren ausgelöste Aufmerksamkeitsreaktion und den damit verbundenen Erregungszustand herabmindern. Dies hat zur Folge, dass das im jeweiligen Moment sinnvolle Verhalten durch den Stressor weniger stark gehemmt wird (Stressreduktion). Es ist davon auszugehen, dass die vorzugsweise im Hippocampus (vgl. Abb. 8) und in verwandten Strukturen lokalisierten „Comparator-Systeme" neurobiologische „Alarmsignale" gerade dann aussenden, wenn unerwartete Sinnesdaten auftreten, die das übliche Ausmaß an Diskrepanz überschreiten. Diese Diskrepanzmeldung wird in psychischer Hinsicht vom System als „Angstzustand" erlebt. Benzodiazepine haben offensichtlich die Eigenschaft, diese Diskrepanzmeldung in ihrem Ausmaß zu verringern bzw. die Ansprechbarkeit des Systems auf diese Signale zu vermindern.

Besondere Beachtung verdient meines Erachtens im Hinblick auf eine allgemeinere Theorie der Angststörungen die Überlegung, dass das im vorherigen Schema dargestellte „mitlaufende Weltmodell" der „stored regularities" stets nicht nur die faktische Beurteilung der Situation als vertraut / unvertraut, als bekannt / noch nicht bekannt beinhaltet. Es beinhaltet vielmehr und grundsätzlich den Aspekt der internen Bewertung als einer „Wertebilanz", d. h. in einem wertenden Sinn akzeptabel / nicht akzeptabel; erwünscht *versus* „verpönt" bis hin zur Frage der zensurierenden Verdrängung bzw. Abspaltung. Ein derartiges stets mitlaufendes Werteweltmodell entscheidet über die Erlebnisfähigkeit von Menschen, entscheidet über mögliche Wirklichkeitsoptionen oder deren Verhinderung i. S. v. Nichterfahrbarkeiten in Folge von „interner Zensur". Comparatoren entscheiden somit nicht nur darüber, ob etwas als neu oder vertraut, als ungewöhnlich oder selbstverständlich erscheint, sondern sie entscheiden auch und vielmehr über die Frage, ob Wirklichkeitszusammenhänge als erwünscht oder als verwerflich zu bewerten sind. In diesem Sinne lässt sich vom systemtheoretischen Standpunkt ein primäres Bewertungs- / Belohnersystem von einem sekundären unterscheiden. Das primäre Belohnersystem scheint eng an das olfaktorische Gehirn gekoppelt zu sein und eine Art von archaischem, für das Säugergehirn charakteristischem, an den Saugreflex und dessen Positivität gebundenen Urbewertungszusammenhang darzustellen. Zwischen olfaktorischen Signalen und deren Bewertung scheint es einen Festverdrahtungszusammenhang zu geben insofern, als negativen Gerüchen – wie beispielsweise Skatol – niemals ein positiver Bewertungsimpuls zugeordnet werden kann und bei positiven Gerüchen scheint es, wie der Erfolgsroman „Das Parfüm" gezeigt hat, ähnlich zu sein. In diesem Sinne konnte meine Münchner Arbeitsgruppe am Max-Planck-Institut für Psychiatrie in Trauminhaltsanalysen unter Dufteinwirkung in REM-Phasen einen ähnlichen Zusammenhang zeigen, der dafür spricht, dass das Nietzschesche Programm einer „Umwertung der Werte" auf Geruchsreize nicht zutrifft, bzw. dass sogar geruchsspezifische Geruchsstimuli direkt einen Eingang in das unbewusste Traumleben haben. Gesunde Probanden wurden im Schlaflabor während ihrer REM-Traumphasen in von den Probanden unvorhergesehener Weise neutralen angenehmen bzw. unangenehmen Geruchsreizen ausgesetzt. Danach wurden Weckungen vorgenommen und die Traumberichte protokolliert. Eine Auswertung der Trauminhaltsanalysen ergab hochsignifikante Unterschiede hinsichtlich der Trauminhalte, wobei angenehme Geruchsreize auch angenehme Träume induzierten und *vice versa*.

Dieses Ergebnis steht in Übereinstimmung mit der Hypothese, dass die emotionelle bzw. limbische Bewertung von Wahrnehmungsreizen offenbar einer Hierarchie untersteht, die es gestattet, zwischen einer primären und einer eher kontextuellen Bewertung zu unterscheiden: Geruchsreize, die einen "archaischen" und evolutiv frühen Zugang zum internen Bewertungssystem haben, führen zu "Umstimmungen", die weitgehend situationsunabhängig sind und relativ stabile, quasi "hermetische" Bewertungen zur Folge haben. Während diese festen Korrelationen zwischen Geruchssignal und interner Bewertung im primären System zu gelten scheinen, gilt dies in spezifischer Weise für das kontextuelle / sekundäre bzw. situationsbewertende System eben nicht: Kunstwerke, wie z. B. die Filme von Alfred Hitchcock, wären undenkbar oder zumindest ohne Erfolg geblieben, wenn es nicht so etwas wie einen durch Erlebnishunger gespeisten Impuls gäbe, auch und vor allem das Unerwartete und Gefährliche, Unbekannte und Unerwartete zu erleben. Das Heraustreten aus der Geborgenheit in– mit Heidegger gesprochen – die „Entbergung", in den Bereich der „Sorge", bedeutet in der Sprache von Norbert Bischof („Das Rätsel Ödipus")[163] den Verlust der „Nestgeborgenheit" und die Eroberung von „Autonomie", von Selbstbestimmung im Hinblick auf Unver-

---

163 Bischof, N.: Das Rätsel Ödipus. Piper, München, 1985.

trautes und Gefahr. Dieser „thrilling effect“ von Erlebnishunger und Weltneugier stellt aber einen positiven Aspekt der Angst dar. Insofern ist die Angst ein Emotionsphänomen im Hinblick auf das Austragen interner Konflikte (z. B. im Bereich des Autonomie-Geborgenheits-Konfliktes) und im erweiterten Sinne auch von Identitätskonflikten und der Fähigkeit zum Zulassen von Entgrenzungen und Vereinigungen bis hin zur „ozeanischen Entgrenzung“.

Vom Standpunkt der philosophischen Psychologie aus lässt sich sagen, dass in einer Zeit, zu der Philosophie und Psychologie noch nicht getrennt waren, Sören Kierkegaard der erste war, der das Phänomen der Angst als etwas Positives gesehen hat, gewissermaßen als eine Fundamentalerfahrung des Menschen im Zustand des Erwachens zu sich selbst, im Zustand der zum Erlebnis gewordenen Freiheit. Er spricht dem Begriff der Angst eine „Würde“ zu. In diesem Sinne könnte man die Angst auch als eine Pforte zum menschlichen Selbstbewusstsein sehen, während die vorher beschriebenen, auf das Geruchssystem bezogenen primären Belohnersysteme auch bei niedrigeren Organismen vorkommen. Bevor ich auf die Kierkegaardsche Konzeption der Angst, dargestellt in dessen Buch „Der Begriff Angst“, eingehe, sei eine hierzu gehörige Kasuistik betrachtet.

2.1 Klinisches Beispiel

Ein ca. 50-jähriger Mann, im Beruf als Personalchef eines großen Konzerns äußerst erfolgreich, wird seit über 30 Jahren von verschiedenen Psychiatern und Psychotherapeuten wegen einer Symptomatik behandelt, bei der er in mehr oder weniger regelmäßigen Abständen nach einer Phase hoher Aktivität und des Wohlbefindens immer wieder in Phasen einer bizarren Zuständlichkeit gerät, bei der eine Konzentrationsunfähigkeit einhergeht mit einer seltsamen Form von motorischer Apraxie, einhergehend mit völliger Verständnislosigkeit für die einfachsten Dinge des Alltags, eine Unfähigkeit des Verstehens, der Deutung und der Bearbeitung einfachster geistig-intellektueller Zusammenhänge. Er befindet sich dann in einem Zustand scheinbar völliger Hilflosigkeit und Intelligenzschwäche. Allerdings fällt es auf, dass diese Zustände immer etwas theatralisch und demonstrativ Getriebenes aufweisen, verbunden mit einem erheblichen Selbstmitleid. Dennoch wird die Krankheit begreiflicherweise über einige Jahrzehnte als eine phasenhafte affektive Erkrankung fehlgedeutet und medikamentös behandelt. Eine tiefer gehende psychoanalytische Arbeit bringt zum Vorschein, dass der Patient im Alter von zwei bis drei Jahren von dem geistig hoch entwickelten weltmännischen Vater, der zugleich Lehrer und Maler war, körperlich misshandelt und gedemütigt wurde. Die psychische Entwicklung war geprägt durch Schwankungen zwischen frei flottierender Angst und kaum zu bewältigender Wut über die Demütigung durch den Vater, die er in theatralischer Weise Freunden und Bekannten immer wieder hatte vorspielen müssen. Im Berufsleben baut dieser Patient bis heute jeweils eine Zentralfigur (in der derzeitigen Position seinen unmittelbaren Chef) als ein ambivalentes Vaterobjekt auf, dem gegenüber sich die folgende Konstellation ergibt: Nach jeweils einer Krankheitsphase muss er sich bei dem Ich-Ideal eine Zeitlang "hochdienen". Er wird dann durch Überleistung freier und nach einiger Zeit auch selbstbestimmter. Die Ehefrau erlebt den Patienten dann als "unter Druck stehend, unter Stress stehend" und besorgt um einen kommenden Rückfall. Dieser tritt dann interessanterweise in dem Moment ein, wo sich eine Rivalitätssituation zum Chef / Vater abzuzeichnen beginnt. Die plötzlich auftretende "Krankheit" ist das Substitut für die nicht erlebte "Angst". Sie äußert sich als Handlungsunfähigkeit, als Rückzug und wird dem Chef gegenüber als Demutshandlung vorgetragen. Psychoanalytisch gesehen ist die scheinbar depressive bzw. als Apraxie und Handlungsunfähigkeit erscheinende Symptomatik ein Substitut für eine nicht gelebte und nicht bewältigte frühkindliche Angst. Ein Belegstück für diese Deutung besteht darin, dass der Patient in den Krankheitsphasen jeweils überfallen wird von einem Hass sowie frei flottierenden Wutausbrüchen gegen den vor einigen Jahren verstorbenen Vater. Die Strategie der psychoanalytischen Behandlung des Patienten besteht darin, die alten Ängste wieder lebendig zu machen, den Vaterkonflikt gewissermaßen zu revitalisieren und im Lichte der Übertragungsbeziehung zu bearbeiten.

3.0 Selbstpsychologische Aspekte

Zur Einführung in die Wertebilanz-Theorie der Angst möchte ich nun zwei unterschiedliche Schemata einander gegenüberstellen, die aus dem Pionierwerk "Narzißmus"[164] von Heinz Kohut stammen (Abb. 26). In dem Schema ist dargestellt, in welcher Weise die nach Freud konzipierte horizontale Verdrängungsschranke Elemente des "Peinlichen" und "Verpönten" dem Fokus des "moralischen" Bewusstseins entzieht und somit der Wirksamkeit der horizontalen Verdrängung überlässt. Hieran wird deutlich, dass Fragen der Bewusstheit und der Entwicklung neurotischer Elemente immer auch zugleich Fragen nach Wertebilanzen und deren Defiziten sind. Ganz anders in dem zweiten Teil des Schemas, das von Kohut zur Darstellung der "vertikalen Spaltung" entwickelt worden ist. Hier werden Elemente des "Selbst" aus dem Bewusstsein eliminiert, indem sie in einen abgespaltenen und schwer zugänglichen Anteil des Selbst imple-

---

164 Kohut, 1973 (Ref. 27)

mentiert werden, in dem diese Elemente allerdings ihr Eigenleben führen können und die Einheit der Person gefährden. Mit G. von Minden gesprochen handelt es sich hierbei um eine Art "Bruchstückmenschen", ein "Hybridwesen", das in der bizarren Symptomatik seines Verhaltens Aspekte des Unvorhersehbaren und schwer Einfühlbaren hat, da man nie genau weiß, mit welchem Aspekt des anderen "Selbst" man zu tun hat.

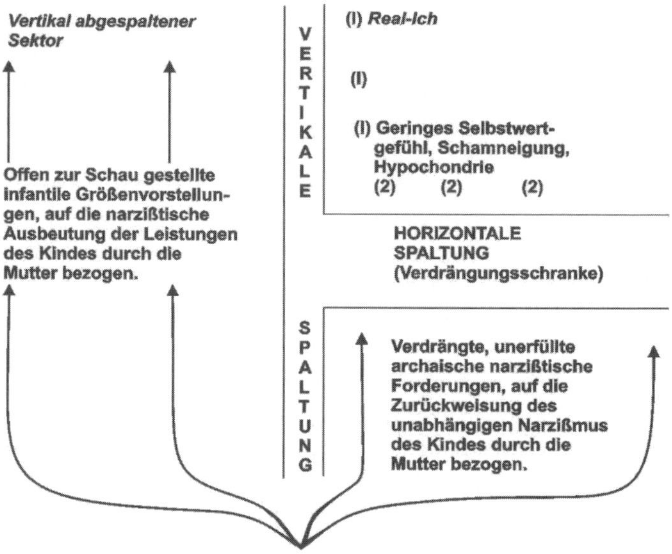

Abb. 26. Schema der „vertikalen Spaltung“ (Kohut, 1973)

Für Kierkegaard ist die Angst deshalb ein so positives Phänomen des Zu-sich-selbst-Kommens der Psyche, weil die Angst für ihn die „Realität der Möglichkeit der Freiheit“ bedeutet. Die Angst wird damit für Kierkegaard zu einem moralischen Problem, da der Mensch durch die Angst in jedem Moment sich entscheiden kann – und zwar entscheiden kann, sich als existentiell wahrzunehmen. In dieser Idee besteht die Initiation der gesamten modernen Existenzphilosophie. In diesem Sinne heißt es bei Kierkegaard: „Man kann die Angst mit einem Schwindel vergleichen. Wer in eine gähnende Tiefe hinunterschauen muss, dem wird schwindlig. Doch was ist die Ursache dafür? Es ist in gleicher Weise sein Auge wie der Abgrund - denn was wäre, wenn er nicht hinuntergestarrt hätte? Demgemäß ist die Angst jener Schwindel der Freiheit, der aufkommt, wenn der Geist die Synthese setzen will und die Freiheit nun hinunter in ihre eigene Möglichkeit schaut und dann die Endlichkeit ergreift, um sich daran zu halten. In diesem Schwindel sinkt die Freiheit nieder. Weiter kann die Psychologie nicht kommen, und sie will es auch nicht. Im selben Moment ist alles verändert, und wenn sich die Freiheit wieder erhebt, sieht sie, dass sie schuldig ist. Zwischen diesen beiden Augenblicken liegt der Sprung, den keine Wissenschaft erklärt hat noch erklären kann."[165]

Diese Beschreibung der Angst weckt Assoziationen an die Darstellungen von Identitätsverlust in der „ozeanischen Entgrenzung". Die Angst wird für Kierkegaard aber positiv, weil sie erlebnishaft wird, weil sie beinhaltet, dass Bewusstsein im Sinne des Kierkegaardschen Begriffs der „Selbstwahl" aufhört, nur „träumend" zu sein. Diese ‚Positivität der Erweckung der Angst' möchte ich an einem anderen Fallbeispiel deutlich machen.

Die folgende Kasuistik mag zeigen, wie bei einer Patientin mit Borderline-Persönlichkeitsstörung die Integration ich-strukturell defizitärer Anteile zum Wiedererleben von untergründiger bzw. abgespaltener unerreichbarer Angst und damit zu Therapiefortschritten führen kann.

Es handelt sich um eine 51-jährige Schauspielerin, die seit ca. zehn Jahren ihren Beruf nicht mehr ausüben möchte und stattdessen Schauspiel unterrichtet und Regie führt. Als die Patientin sechs Monate alt war, verstarb ihre krebskranke Mutter. Sie wurde nacheinander von zwei Stiefmüttern, unterbrochen durch Heimerziehung, betreut. Der Initialtraum ihrer Analyse handelte von einem Berg, auf den der Vater und die zweite Stiefmutter steigen; die Patientin folgt diesen gemächlich. Auf halber Höhe verlangen die Eltern die Umkehr, zurück ins Tal zu gehen, ein Unwetter ziehe herauf. Obwohl keine Wolke zu sehen ist, kehrt sie mit den Eltern, gegen ihren Willen, um. Dieser so genannte „schwarze-Wolke-Traum" spielte für die Therapie immer wieder eine entscheidende Rolle. Er konnte seine zentrale Funktion aber letztlich erst entfalten, als der Patientin nach einer ca. dreijährigen Analyse ihre Ängste lebendig wurden. Als sie von dem verletzlichen, schwächlichen „Stiefkind" träumte, das sie selbst ist, assoziierte sie: „Den misstrauischen Blick dieses Kindes beantworten: das macht wahnsinnige Angst; Angst ist gar nicht das richtige Wort: was da auf mich zukommt mit diesem Kind, das bedrängt mich." Dieses Lebendigmachen von alter Bedrängnis und die Angst des Stiefkindes im geschützten Rahmen der Therapie: worin liegt hier der besondere Wert? Für die Patientin geht es um die Überwindung der imaginären „schwarzen Wolke", die ihr Ausgeliefertsein dem „Verfolger ohne Gesicht" in der frühen Trennung von der Mutter symbolisiert. Erst über diese revitalisierte Angst kann Autonomie und Bewältigung der Schuldproblematik erreicht werden, denn die neurotische Symptomatik wird durch das Diktat der Angstreduktion aufrechterhalten.

---

165 Kierkegaard, S.: Der Begriff Angst. 1992 (Ref. 152)

An dieser Stelle scheint es nun eine Herausforderung zu sein, die folgende Frage zu stellen: Wie lassen sich die verschiedenen dargestellten Stränge einer Theorie der Angst – die philosophische Psychologie, die Neurobiologie und die Psychoanalyse – zu einer einheitlichen Theorie integrieren?

Im Zentrum des Prozesses der Angstentstehung scheint der frühe Geborgenheitsverlust zu stehen, die Trennung vom Geborgenheit gebenden mütterlichen Objekt. In der Sprache von Karl König bedeutet dies die Manifestation von Insuffizienzen des steuernden Objekts, das evtl. auch einfach situativ überfordert ist. So heißt es bei König:[166] „Ein steuerndes Objekt, das für die Umgebung passend war, in der das Kind aufwuchs, kann sich in einer neuen Umgebung als inkompetent erweisen; z.B. bei einem Umzug vom Dorf in die Stadt."

Diese kontexthaften Vertrautheitsbereiche des steuernden Objekts scheinen nun vom neurobiologischen Standpunkt aus betrachtet dasjenige zu repräsentieren, was in den hippocampalen Strukturen als gespeicherte Regularitäten präsent ist und innere angstfreie Stabilität gewährt. Bei dauerhafter Überforderung dieser Stabilität kommt es zu einer neurotischen Symptombildung, bei der offenbar das Auftreten des Symptoms der Angstreduktion dient, wie Freud in seinem Aufsatz von 1926 deutlich gemacht hat. Insofern macht es auch Sinn anzunehmen, dass das Lebendigmachen von Angst in der schützenden Atmosphäre der Psychotherapie dazu führen kann, Symptome abzugeben.

Warum aber ist der Geborgenheitsverlust in Angst, dieser Sturz in den Abgrund – nach Kierkegaard – so positiv zu bewerten und als eine Quelle menschlichen Bewusstsein und von menschlicher Freiheit anzusehen? Die existenzphilosophische Antwort lautet: weil erst in der „Entbergung", wie Heidegger sagt, das Subjekt zu sich selbst kommt, sich als autonom, als frei, als selbstverantwortlich entdeckt. Darin steckt auch eine moralische Dimension, denn das Subjekt wird hier zum Herren über dessen eigenes Schicksal und somit ethisch verantwortlich bzw. als ein Handelnder schuldig.

166 König, Karl: Angst und Persönlichkeit. Verlag für Medizinische Psychologie, Vandenhoeck & Ruprecht, Göttingen, 1981

5.0 Zusammenfassung

Zusammenfassend lassen sich folgende Schlussfolgerungen ziehen:

1. Die Angst entsteht systembiologisch als ein „internes Signal“ limbischer Strukturen bei den durch hippocampale Comparatorsysteme detektierten Diskrepanzen zwischen „erwarteter Wirklichkeit“ und der real eingetretenen Situation.
2. Die Angst ist ein „bewertendes Signal“ im Hinblick auf die Beurteilung von Situationen im Hinblick auf Geborgenheitsdefizite in der Auseinandersetzung mit Erlebnishunger.
3. Die Angst ist ein „Konfliktindikator“ insbesondere dann, wenn die Konflikte bewusstseinsnah sind.
4. Die Angst kann systembiologisch als wesentlicher konstituierender Faktor zur Entstehung von „Bewusstsein“ im Sinne von menschlichem Selbstbewusstsein interpretiert werden.
5. Die Angst ist nicht nur als ein negatives Symptom der Psychopathologie anzusehen, sondern auch – im philosophisch-psychologischen Sinne – als ein Indikator von psychischer Präsenz, von „Existenzhaftigkeit“ und also von psychischer Autonomie.